DES CAUSES,

DES SYMPTOMES ET DU TRAITEMENT

DE LA

SUPPRESSION DES URINES

ET

DE LEUR RÉTENTION;

PAR

Le Dʳ A. PETIT (de Maurienne).

Prix : 3 francs.

PARIS,

CHEZ L'AUTEUR, 27, RUE DE LA MADELEINE,

Et chez LABBÉ, libraire, 2, rue Paul Dubois.

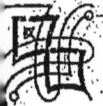

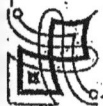

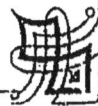

DES CAUSES, DES SYMPTOMES

ET DU TRAITEMENT

DE LA SUPPRESSION DES URINES

ET DE LEUR RÉTENTION.

SÈVRES.—IMPRIMERIE DE M. CERF, 144, GRANDE-RUE.

DES CAUSES,

DES SYMPTOMES ET DU TRAITEMENT

DE LA

SUPPRESSION DES URINES

ET DE LEUR RÉTENTION;

Ouvrage essentiellement pratique, utile aux malades et indispensable aux praticiens peu familiarisés avec les maladies des voies urinaires,

PAR

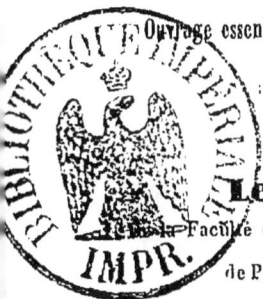

Le Dr A. PETIT (de Maurienne),

Facuilé de Paris; chevalier de l'Ordre impérial de la Légion d'Honneur; ancien interne en chirurgie des hôpitaux civils de Paris; l'un des rédacteurs du grand Dictionnaire des sciences médicales; ancien médecin en chef des épidémies; membre titulaire du Conseil d'hygiène publique et de salubrité de Paris; ancien secrétaire du même conseil secrétaire de la commission centrale de salubrité instituée en 1832, sous la présidence de M. le duc de Choiseul; ancien médecin en chef des hôpitaux civils et des prisons de Paris; membre de plusieurs sociétés savantes.

Prix : 3 francs.

PARIS,

CHEZ L'AUTEUR, 27, RUE DE LA MADELEINE ,

Et chez LABBÉ, libraire, 2, rue Paul Dubois.

1855.

PRÉFACE.

Les maladies des voies urinaires sont très communes et trop peu étudiées. Comme la rétention des urines est le symptôme le plus apparent de la plupart de ces affections, presque toujours on prend le symptôme pour la maladie elle-même, et de là résultent des méprises ordinairement dangereuses et quelquefois funestes. En publiant cet opuscule, j'ai eu le désir d'appeler l'attention des médecins sur une série d'affections morbides qu'il est facile de confondre et souvent très difficile de guérir; pour parvenir à ce but, j'ai cru qu'il serait avantageux de considérer le symptôme le plus frappant de ces affections, celui qui préoccupe le plus le malade, dans son rapport spécial avec la cause qui le produit : de cette manière je me suis placé dans la situation où l'on se trouve lorsqu'on

arrive auprès d'un malade affecté de l'une des maladies dont il s'agit : J'ai une *rétention*, répond le malade à la première question qu'on lui adresse, et il
fait cette réponse toutes les fois qu'il n'urine pas
du tout où qu'il urine difficilement ; mais comme il
peut ne pas exister d'urine dans la vessie, j'ai dû
établir, d'abord, une distinction bien claire, entre
l'absence de ce liquide provenant d'un défaut de
secrétion, et sa véritable rétention ; c'est-à-dire
entre la suppression des urines et leur rétention.
J'ai donc fait comme le malade ou comme le vulgaire, j'ai supposé que le symptôme était la maladie, je l'ai considéré comme je viens de le dire, dans
son rapport spécial avec sa cause qui est véritablement la maladie, et sans perdre cette cause de vue,
j'ai établi le diagnostic, le pronostic et le traitement
des différents cas les plus ordinaires de la suppression des urines et de leur rétention ; je crois que par
cette forme particulière que j'ai donnée à mon travail, il pourra être utile à beaucoup de médecins qui
n'ont pas le loisir de consulter des ouvrages volumineux où la description des maladies des voies
urinaires, souvent incomplète, ne peut être bien
saisie que par la lecture d'une série d'observations,
parfois très fastidieuses ; il pourra surtout être
utile aux malades en les éclairant sur leur véri-

table situation, et les mettant en garde contre l'aveugle empirisme des charlatans, ou la cupidité, souvent aussi peu éclairée, de certains prétendus guérisseurs.

Nous croyons devoir terminer cette préface en avertissant nos confrères que souvent il arrive que des malades affectés d'une rétention d'urine incomplète, sont atteints par de violents accès de fièvre intermittente pour lesquels ils font appeler le médecin, en lui cachant, avec soin, la difficulté qu'ils éprouvent dans l'émission des urines. Le médecin qui croit avoir à faire à une fièvre intermittente ordinaire, prescrit l'usage des fébrifuges et est tout étonné de le faire sans succès soutenu ; il croit alors sa médication inefficace, et s'il n'a pas la précaution de s'enquérir, auprès du malade, de la manière dont se fait l'excrétion des urines, il risque de lui donner des soins infructueux, jusqu'à ce que atteint d'une rétention complète des urines, ou d'un abcès urineux, il se décide enfin à l'avertir de l'infirmité qu'il lui cachait par une sorte de pudeur ou de fausse honte.

Dans ces cas, la fièvre intermittente est purement symptomatique, et ne peut guérir qu'en faisant cesser la cause qui la provoque et l'entretien, c'est-à-dire la rétention des urines.

Nous avons, pour la première fois, signalé ce fait dans un petit mémoire sur le traitement, par le caustique, de la rétention d'urine produite par les retrécissements du canal de l'urètre, publié en 1808, dans le Journal général de Médecine, Chirurgie et Pharmacie de MM. Corvisar, Leroux et Boyer ; aucun auteur, que nous sachions, n'en avait fait mention avant nous; M. Boyer ne nous en avait jamais parlé dans ses excellentes leçons de chirurgie et de clinique chirurgicale. Il n'est peut-être pas inutile de rapporter ici le premier fait de cette nature que nous ayons observé.

« M. de B. âgé de 50 ans, d'une forte constitution , était depuis quelque temps sujet à des accès irréguliers de fièvre intermittente; ces accès qui avaient quelquefois dix à douze heures de durée , étaient généralement accompagnés de symptômes nerveux qui pouvaient faire craindre que la fièvre ne revêtît la forme pernicieuse; aussi M. Corvisar et M. Lafise, qui voyaient le malade, lui prescrivirent des doses énormes de quinquina en poudre (jusqu'à 250 grammes par jour). La reproduction opiniâtre des accès, malgré cette médication, inquiéta le malade, auquel ses médecins crurent devoir dire que l'inefficacité du traitement venait de ce que le foie était engorgé.

M. de B., plus inquiet encore par cette déclaration, nous pria de lui palper la région du foie, pour nous assurer si cet organe était malade. Après un examen très attentif ayant trouvé que le foie ne débordait pas les fausses côtes et que la région qu'il occupe n'était nullement sensible à la pression, nous crûmes pouvoir lui déclarer que cet organe était parfaitement sain et que les accès de fièvre devaient dépendre d'une autre cause.

» Il y avait plus de quinze jours que nous n'avions vu M. de B. lorsqu'il nous fit demander, il était dans un accès de fièvre et nous raconta qu'ayant été chez M. Dubois pour une rétention d'urine qu'il avait depuis plusieurs années, cet habile praticien, en voulant le sonder, avait pratiqué une fausse route d'où était résulté un abcès urineux. Cette déclaration fut, pour nous, un trait de lumière, et nous n'hésitâmes pas à lui dire que la rétention d'urine dont il souffrait était, sans doute, la cause des accès de fièvre qui se reproduisaient si souvent, malgré l'usage du quinquina.

» M. Boyer, appelé après M. Dubois, ne put jamais parvenir à faire pénétrer la plus fine bougie à travers l'obstacle qui avait dévié la sonde de M. Dubois. Il proposa, à son tour, de sonder le malade

1.

de vive force, ce qui ne fut point accepté; c'est alors que M. de B. nous demanda s'il ne serait pas possible de détruire l'obstacle par un caustique, que nous devrions chercher ce moyen et l'expérimenter sur lui; c'est ce que nous fîmes avec le plus grand succès. Après les cinq ou six premières touches, le jet des urines augmenta sensiblement; les accès de fièvre ne se reproduisirent plus, et après deux mois et demi de traitement, les urines sortaient à plein canal. Depuis cette époque, M. de B. est parvenu à l'âge de plus de 80 ans, sans récidive.

DE LA

SUPPRESSION DES URINES

ET DE LEUR RÉTENTION.

§ I.

Plusieurs auteurs se sont servi du mot suppression pour désigner indifféremment la suppression
et la rétention des urines : cet abus du langage a
beaucoup influé et malheureusement influe encore
aujourd'hui sur le traitement de ces maladies. En
effet, dès que le cours des urines n'a plus lieu, on
dit communément qu'il y a suppression d'urine ;
mais ce liquide peut n'être que retenu, sans que
sa secrétion cesse de s'opérer. Si donc on attache
au mot *suppression* le sens que son étymologie
emporte, on se trouve dans le cas de commettre
des erreurs en prenant pour suppression des
urines, la rétention de ce liquide dans l'organe
destiné à la recevoir. Ces sortes de méprises ne
sont pas fort rares : il est peu de praticiens éclairés
qui n'aient eu occasion d'en voir des exemples.
Choppart (1) dit avoir été appelé plusieurs fois

(1) Maladie des voies urinaires, page 65, tome I.

pour secourir des malades qui n'avaient point uriné depuis plusieurs jours, auxquels on faisait prendre des diurétiques actifs, des gouttes de teinture de cantharides, pour faire couler les urines dont on croyait la secrétion supprimée, tandis que ce liquide était retenu dans la vessie qui formait une tumeur au-dessus du pubis. M. Boyer avait coutume de rapporter dans ses excellentes leçons cliniques, qu'il fut un jour appelé en consultation auprès d'un malade que le médecin consultant regardait comme atteint d'un catharre de la vessie. L'heure désignée pour la consultation étant passée, cet habile praticien, ennuyé d'attendre ses collègues, essaya de sonder le malade qui était presque agonisant ; il parvint facilement dans la vessie et donna issue à une grande quantité d'urine. Il fut aussitôt assuré que le prétendu catharre était une paralysie de la vessie ; et le malade ne tarda pas à se rétablir.

§ II.

Comme il n'est pas d'erreur en médecine qui ne puisse avoir les conséquences les plus fâcheuses, on ne saurait trop s'attacher à fixer la valeur de chaque expression dont se compose le langage de cette science. Ainsi, pour éviter toute méprise à l'égard des deux maladies dont nous allons parler, nous croyons qu'il est nécessaire de dire ce qu'on doit entendre par les mots *suppression* et *rétention des urines*.

§ III.

On appelle *suppression d'urine* une maladie dont le siége est dans les reins et dont le symptôme essentiel ou *patognomonique* est la non secrétion des urines. Dans cette affection, il ne se forme point d'urine; les reins se refusent à en séparer les matériaux de la masse du sang.

§ IV.

On connaît, au contraire, sous le nom de *rétention d'urine*, une maladie qui a son siége dans les organes destinés à recevoir et transmettre les urines au dehors, et dont le signe essentiel ou *patognomonique* est la non excrétion des urines. Dans cette affection les urines continuent à se former, les reins en séparent les matériaux de la masse du sang : mais ce liquide est retenu par une cause quelconque qui s'oppose à son évacuation

DE LA SUPPRESSION DES URINES.

§ V.

La suppression des urines reconnaît plusieurs causes et peut exister à des degrés différents, suivant qu'un seul rein est affecté ou qu'ils le sont tous les deux avec plus ou moins d'intensité. Cette maladie n'est que partielle quand un seul rein est affecté ; quelquefois même alors le rein qui n'est point malade, augmentant d'activité, fournit seul assez d'urine pour qu'on ne puisse pas soupçonner que l'autre ne remplît point ses fonctions ; mais ordinairement l'affection de l'un des reins influe sur la secrétion des urines de manière à en diminuer plus ou moins la quantité. Souvent aussi elle excite un tel trouble dans les fonctions de l'autre qu'il ne se sépare point d'urine : alors la suppression est complète ; elle est aussi presque toujours complète quand la même cause morbifique agit à la fois sur les deux reins avec une certaine intensité.

§ VI.

La suppression des urines a des symptômes généraux et communs qui la caractérisent, parce qu'ils se rencontrent dans tous les cas de suppression. Indépendamment de ces symptômes communs, il en est de particuliers qui varient suivant la cause qui produit la suppression, et qui doivent être regardés comme appartenant à l'espèce de maladie dont le rein est affecté.

§ VII.

Les symtômes généraux ou communs qui carac·
térisent la suppression des urines, sont que le malade urine moins depuis quelques jours ou qu'il
n'urine pas du tout ; qu'il n'a point d'envie d'uriner ; qu'il a la région hypogastrique molle, la vessie flasque, affaissée, ce que l'on reconnait en ap-
pliquant la main au dessus du pubis où l'on ne
sent ni tumeur, ni dureté ; en introduisant le doigt
dans l'anus et surtout en portant la sonde dans la
vessie que l'on trouve affaissée, peu capace, ne
contenant qu'une petite quantité d'urine et quelquefois point du tout ; nous observerons, cependant, que l'absence d'envie d'uriner n'existe pas
dans tous les cas de suppression des urines. —
Quelquefois il arrive qu'une petite quantité de ce
liquide reste dans le bas fond de la vessie et acquiert, en y séjournant, un tel degré d'âcreté qu'il
provoque des envies fréquentes d'uriner, le malade
fait de vains efforts pour satisfaire un besoin qui
le tourmente sans cesse, la vessie alors ne peut
pas se débarrasser de quelques gouttes d'urine qui
l'irritent et provoquent son action. Si dans cette
circonstance on sonde le malade, on donne issue
à une très petite quantité d'urine, d'une odeur
forte et très foncée en couleur, et le besoin d'uriner
esse de se faire sentir.

Chopart, dans son traité sur les maladies des voies urinaires (1), rapporte avoir été appelé pour sonder un septuagénaire goutteux qui souffrait dans la région des reins et qui n'avait point uriné depuis trois jours. Comme le malade buvait beaucoup, on pensa que les urines étaient retenues dans la vessie; cependant la région hipogastrique n'était ni tendue, ni douloureuse ; la sonde entra avec facilité dans la vessie, d'où il sortit environ deux cuillerées d'urine rougeâtre, fétide, et le malade ne ressentit plus le besoin d'uriner.

§ VIII.

Les symptômes particuliers ou propres à chaque espèce de suppression d'urines sont beaucoup plus nombreux que les symptômes communs dont nous venons de parler ; ils varient, ainsi que nous l'avons dit, suivant la cause qui produit la suppression.

Des causes de la suppression des urines.

§ IX.

Les causes qui produisent la suppression d'urine peuvent être réduites aux suivantes : 1° L'inflammation des reins; 2° Le spasme de ces orga-

---

(1) Tome I, page 67.

nes ; 3₀ Leur paralysie ; 4° Les altérations organiques de leur tissu. Quelques auteurs ont assigné comme cause de cette affection, l'engorgement des vaisseaux sanguins des reins, et *l'embarras* de leurs canaux sécréteurs , mais ces causes nous paraissent des êtres de raison créés dans le cabinet et nullement fondés sur l'observation ; à moins qu'on ne veuille entendre par engorgement des vaisseaux sanguins, une pléthore particulière de ces organes; pléthore que l'on conçoit devoir précéder l'hémorragie active dont les reins sont quelquefois le siége et par l'embarras de leurs canaux sécréteurs ; l'engorgement de ces parties par des mucosités ou par de la matière lithique. Deux cas, dont il existe des observations très bien faites.

De la suppression des urines occasionnée par l'inflammation des reins.

§ X.

Causes. — Un coup violent porté sur la région des reins, une chute sur cette partie ; les exercices violents, et surtout l'exercice du cheval, les excès dans l'usage des boissons spiritueuses ; l'abus des diurétiques actifs ; une humeur sporique, dartreuse, rhumatismale, goutteuse répercutée; la suppression de la transpiration ou d'une autre évacuation habituelle, la présence de petits graviers dans les conduits excréteurs ; celle de petits

calculs plus ou moins irréguliers dans les entonnoirs ou bassinets des reins ; telles sont, en général, les causes diverses qui déterminent l'inflammation de ces organes.

§ XI.

Symptômes. — Quelle que soit la cause qui produit l'inflammation des reins, cette maladie présente, généralement, le même ensemble de symptômes. Son invasion a souvent lieu par un frisson
dans le dos, avec froid aux extrémités inférieures :
une douleur aigüe, déchirante, pongitive, ardente, semblable quelquefois au mâchement ou ron-
gement que produirait un animal, se fait ressentir
dans la région lombaire, se communique aux parties voisines, s'étend le long des uretères à la
vessie, au pubis, aux aines, aux parties génitales,
avec stupeur à la partie antérieure des cuisses et
rétraction de l'un ou des deux testicules. Cette douleur est continue, quelquefois périodique ; elle est
toujours accompagnée d'une fièvre aigüe qui a des
redoublements irréguliers. Le pouls est ordinairement dur, fréquent et élevé. Il y a de l'insomnie ,
de l'agitation. Le malade ne peut pas redresser le
corps, ni se tourner, ni marcher sans que la douleur augmente, et il reste couché sur le dos ou sur
le côté affecté ; quelquefois le malade se trouve
mieux de rester assis dans un fauteuil, et dans

quelques circonstances, presque toutes les positions lui sont également pénibles. La langue est
sèche, ordinairement rouge ; il y a du dégoût, des
nausées et même des vomissements. Le ventre est
douloureux, resserré, gonflé de vents. Les urines
sont épaisses, rougeâtres, en petite quantité, sortent difficilement, avec tenesme, ardeur, et enfin
se suppriment : alors, disent quelques auteurs, la
transpiration acquiert une odeur urineuse, la salive s'altère et remplit la bouche d'un goût urineux
fort désagréable.

§ XII.

Pronostic. — Le pronostic de la suppression
d'urine occasionnée par l'inflammation des reins,
varie suivant la cause qui a déterminé l'inflammation et le degré d'intensité des divers symptômes
qui caractérisent cette maladie. Le pronostic doit
être plus fâcheux quand l'inflammation reconnaît
pour cause la présence d'un calcul ou l'action
d'une humeur répercutée, que quand elle a été
produite par l'une des autres causes dont nous
avons parlé. Il doit être plus fâcheux encore, dans
le cas où les symptômes de la maladie ont un
haut degré d'intensité, et surtout lorsque, prolongeant leur durée, la douleur change de caractère,
devient pulsative et que des légers frissons se font
sentir par intervalle, tandis que tous les autres

symptômes diminuent sans néanmoins disparaître entièrement.

§ XIII.

Traitement. — Le traitement de la suppression d'urine, est, en général, le même, quelle que soit la cause qui a déterminé l'inflammation. Il consiste dans l'usage des antiphlogistiques, tels que les saignées générales et locales qui doivent être plus ou moins répétées et copieuses, suivant la force du malade, la marche plus ou moins rapide de la maladie et l'intensité des symptômes, les boissons délayantes et mucilagineuses, les bains, les applications émollientes sur la région lombaire, les lavements de même nature. Ainsi, on pratiquera une ou plusieurs saignées du bras, on appliquera des sangsues à la marge de l'anus ou à la région lombaire, des ventouses scarifiées à la même région. On administrera à l'intérieur l'eau de poulet émulsionnée, l'eau d'orge ou de gomme arabique, le petit lait clarifié et légèrement nitré. L'infusion légère de la graine de lin, de la racine de guimauve, etc. Dans le cas où la maladie a été produite par une humeur transportée sur les reins, indépendamment des moyens que nous venons d'indiquer, il faut encore employer les dérivatifs, les exutoires, afin d'appeler et de fixer l'humeur sur une partie extérieure du corps. On remplit cette indication en faisant usage des vésicatoires, des sinapismes et autres moyens irritants dont on dirige l'action sur les extrémités, et particulièrement sur les inférieures, ou sur la partie qui était le siége primitif de l'humeur. Si l'inflammation a succédé à la suppression d'une évacuation habituelle, il faut s'attacher à rétablir cette évacuation. Les vésicatoires appliqués à la région lombaire ont quelquefois produit de très bons effets, comme on peut le voir dans les observations communiquées par Raymond, de Marseille, à la société des médecins de Londres (1).

Et nous pouvons affirmer, d'après notre expérience, qu'ils sont d'un puissant secours, dans les cas où l'inflammation des reins est produite par le vice rhumatismal; leur effet salutaire, dans cette circonstance, est surout assuré lorsqu'on a déjà saigné le malade ou qu'on a appliqué dix-huit à vingt sangsues sur la région des reins qui est le siége de la douleur.

§ XIV.

La suppression d'urine, occasionnée par la présence des graviers, n'est pas toujours accompagnée d'inflammation; quelquefois le malade n'éprouve dans la région des reins qu'une douleur

---

(1) *Médical observation. and uryntnies,* tome v.]

sourde, une sorte de pesanteur incommode. Si la suppression persiste, il survient divers accidents qui ne disparaissent que par le rétablissement du cours des urines. On combat cette suppression au moyen de diurétiques un peu actifs, et surtout du bicarbonate de soude, à la dose de 10 à 30 grammes par jour, dans les boissons et dans les lavements. Choppart, à l'exemple de Lieutaud, recommande l'usage des apérétifs quand les diurétiques n'ont pas réussi ; mais les apéritifs dont il parle, ne sont eux-mêmes que des espèces de diurétiques.

De la suppression d'urine occasionnée par le spasme des reins.

§ XV.

Causes. — Cette suppression d'urine est ordinairement le symptôme d'une maladie nerveuse, telle que l'hypocondrie, l'hystérie, les vapeurs; elle est quelquefois l'effet de la tristesse, de la peur, de la colère, et elle a souvent lieu dans le tétanos et dans les fièvres nerveuses (ataxiques), cérébrales, typhoïdes, intermittentes pernicieuses. Les goutteux et les calculeux sont aussi sujets à cette maladie.

Les symptômes du spasme indiquent la cause de la suppression d'urine qui a lieu chez les hypocondriaques, chez les femmes hystériques, vaporeuses. Les circonstances commémoratives font connaître celle de la suppression qui succède à la colère, à la peur, et qui accompagne la tristesse, les fièvres cérébrales, typhoïdes, intermittentes pernicieuses.

Symptômes. — L'invasion de cette maladie a ordinairement lieu d'une manière subite, le malade éprouve une douleur plus ou moins vive dans la région des reins. Le pouls est plus ou moins dur, petit et concentré ; il y a quelquefois des nausées, des vomissements qui sont ordinairement précédés et accompagnés de froid aux extrémités, d'horripilation et de tremblement de tout le corps ; les envies d'uriner sont fréquentes, les urines coulent limpides, séreuses, en petite quantité et finissent par se supprimer complètement. Cette espèce de suppression se reproduit par accès qui durent souvent plusieurs jours, et qui disparaissent sans laisser de traces fâcheuses de leur existence.

Chopart, dans son *Traité des maladies des voies urinaires*, rapporte avoir donné des soins à une femme très irritable et sujette à des palpitations de cœur et à des mouvements convulsifs dès qu'elle avait quelqu'affection morale triste ; cette femme éprouvait quelquefois en même temps des spasmes des reins, avec suppression du cours des urines pendant quatre à cinq jours : vers la fin de l'accès, elle rendait d'abord une cuillerée d'urine rouge,

ardente, puis, la quantité de ce liquide augmentait et il prenait une teinte jaunâtre. La saignée
prolongeait l'accès et augmentait les convulsions;
les bains froids, l'eau gommée, légèrement nitrée,
aromatisée avec un peu d'eau de fleurs d'oranger,
étaient plus efficaces.

§ XVI.

La suppression d'urine causée par le spasme, se
dissipe ordinairement avec l'accès nerveux qu'elle
accompagne. Cependant elle peut subsister plusieurs jours et même longtemps, sans perte de la
vie, elle est alors suppléée par une autre évacuation,
comme la diarrhée, des sueurs abondantes, etc.

On trouve dans Marcellus Donatus (1), l'histoire
d'une religieuse dont l'urine se supprima pendant
six mois et qui eut de temps en temps la diarrhée.
Cette dernière affection n'eut plus lieu dès que les
urines commencèrent à couler. On lit dans le
tome IV et le tome X du *Journal de Médecine de
Paris,* année 1791, deux observations curieuses
de la suppression spontanée des urines occasionnée par le spasme. L'une a pour sujet une fille de
dix-huit ans, d'un tempérament bilieux et très ardent
dent qui, à l'approche de ses règles, eut des accès d'hystérie si violents, qu'on les prenait souvent pour des accès d'épilepsie. A la même épo-

---

(1) Hist. : Med. Mirab. lib. 4, cap. 27.

que, les urines et les selles se supprimèrent tota-
lement. Les bains tièdes et les délayants furent
employés presque sans succès ; les bains froids,
au contraire, rappelèrent les urines et les selles.
La malade restait dix heures par jour dans le bain,
et pour le rendre plus froid, on y jetait de temps
en temps de la glace. Le sujet de l'autre observation, est une femme de cinquante ans, qui eut une
suppression totale des urines et des selles : tous
les moyens employés pour provoquer ces deux
évacuations n'eurent aucun succès. La malade,
abandonnée à la nature, vécut sept ans dans cet
état, sans fièvre, sans douleur et presque sans in-
disposition, mais avec des sueurs très abondantes
et très fétides. Les sueurs revenaient irrégulière-
ment, tantôt de deux en deux jours, tantôt de trois
en trois, et elles ruisselaient de toutes les parties
du corps (1).

_____

(1) Je suis très porté à croire que la femme qui fait le sujet de
cette observation s'amusait à tromper ses médecins. On peut se
rappeler, à cette occasion, le rôle qu'une femme nerveuse a joué
pendant près de deux ans, à l'hospice clinique de la Faculté de
médecine de Paris ; chez elle les urines déviées sortaient tantôt
par le nombril, tantôt par l'oreille, par le grand angle de
l'œil, etc., et les matières fécales très dures étaient rendues par
le vomissement. Les crédules voyaient suinter les urines à travers
les pores de la peau et cherchaient à expliquer comment un vomissement de cette nature pouvait avoir lieu. C'était l'histoire de
la dent d'or. Un caleçon sans ouverture, apprit bientôt que cette
femme merveilleuse rendait ses urines et ses matières fécales
comme tout le monde.

2

§ XVII.

La suppression d'urine résultant du spasme des reins, peut encore être produite par une irritation vive de quelques-unes des parties qui sont contiguës à ces organes. On conçoit facilement qu'une pareille irritation peut agir sympathiquement sur les reins et y faire naître le spasme. Ainsi on doit regarder comme un effet du spasme sympathique, la suppression d'urine qui se manifeste dans les cas où un calcul rénal se détache du bassinet et parcourt l'uretère qu'il irrite par les irrégularités dont il est hérissé.

On doit regarder comme étant de la même nature, la suppression d'urine qui eut lieu chez ce malade, affecté d'une inflammation de l'Iléon, dont parle Morgagni dans son traité de *Sedibus et causis morborum* (1).

Traitement. — La suppression d'urine produite par le spasme des reins, n'est pas une maladie dangereuse, on la combat avec avantage par les antispasmodiques, les diurétiques relâchants, les saignées générales et locales, surtout si le malade est pléthorique ; les bains chauds, les cataplasmes émolliens appliqués sur les lombes ; les lavements de même nature, l'opium et ses diverses

(1) Epist. 34, n° 8.

préparations : on emploie aussi les vésicatoires et les bains froids avec beaucoup de succès.

De la suppression d'urine par paralysie des reins.

§ XVIII.

Causes. — Cette maladie est très-rare, elle peut être l'effet de l'apoplexie, d'une affection de la moëlle épinière, de la vieillesse, des excès véné-riens, de la masturbation, de l'abus des diurétiques et des rétentions fréquentes d'urine qui, en déterminant le regorgement de ce liquide vers les reins, produisent une distension forcée des conduits secréteurs et la perte consécutive de leur action secrétoire. Une constitution lymphatique, l'habitation des lieux bas et humides, prédisposent à cette maladie.

La suppression d'urine par paralysie des reins, ne se forme que par degrés, d'une manière lente, à moins qu'elle ne soit l'effet de l'apoplexie, elle est ordinairement précédée d'urines limpides, aqueuses, presque sans odeur. Il n'y a ni fièvre, ni chaleur, ni aucune espèce de douleur vers les reins. Le pouls est lent, petit ; le malade est généralement faible et décoloré.

Traitement. — Si cette espèce de suppression est l'effet d'une apoplexie ou d'une affection de la colonne vertébrale, elle est ordinairement incurable, comme les maladies dont elle dépend ; dans ce cas, la suppression est symptômatique, elle n'exige aucun traitement particulier autre que celui qui est nécessité par la maladie principale. Dans les autres cas, tous les moyens qui peuvent restaurer les forces vitales, redonner du ton aux organes, sont indiqués. Ainsi, les aliments très nourrissants et faciles à digérer, comme les consommés, les gelées de viande aromatisées ; les viandes faites de bœuf, de mouton, de poulet rôti ; les vins vieux ; l'usage des amers en général et particulièrement du quinquina ; les eaux martiales, les diurétiques chauds, l'exercice ; les bains et les douches d'eaux thermales sulfureuses et ferrugineuses ; les aspersions d'eau froide, les bains de mer, les bains de rivière, la natation, les frictions sèches et aromatiques sur toute la surface du corps, l'application réitérée des vésicatoires volants sur la région des reins, celles des ventouses sèches et du moxa : tels sont les divers moyens qui doivent être employés pour combattre la maladie dont nous venons de parler.

§ XIX.

De la suppression d'urine produite par l'altération du tissu des reins.

Causes. — Les reins sont susceptibles de di-

verses altérations organiques qui toutes produisent la suppression d'urine d'une manière plus
ou moins complète. On peut rarement reconnaître
ces altérations ; presque toujours on se méprend
sur leur nature. Le malade éprouve souvent des
symptômes très variables ; il languit, sa constitution se détériore, ses traits s'altèrent, sa face devient grippée, et il finit par succomber.

Parmi les altérations organiques dont les reins
sont susceptibles, leur induration est la plus fréquente. Morgagni, dans son traité *de Sedibus et
Causis morborum* (1), en rapporte plusieurs
exemples. Chopart a consigné dans son ouvrage
sur les *Maladies des voies urinaires* une observation très curieuse de cette espèce d'affection. Un
homme, âgé de 50 ans, est le sujet de cette observation. Cet homme eut une suppression d'urine
qui ne céda à aucun moyen. Les symptômes qu'il
éprouva furent une douleur gravative à la région
du rein gauche, des nausées, des vomissements
de matière glaireuse et tenace. Son corps et sa
bouche exhalaient une assez forte odeur d'urine.
Le malade mourut le dix-septième jour de la suppression sans avoir éprouvé de grandes douleurs.

A l'ouverture du cadavre, on trouva au lieu
du rein droit un corps squirreux d'une dureté

_____

(1) Tome I, page 75.

tendineuse et de la grosseur d'un petit œuf de poule ; ce corps contenait quelques grumaux de sang et des vésicules aqueuses. L'uretère de ce rein était grêle comme un fil ; le rein gauche parut trois fois plus gros que dans l'état naturel. Sa substance était flasque et comme infiltrée par une matière glaireuse ; l'uretère était rempli de cette même matière, si épaisse qu'elle en obstruait la cavité. La vessie en contenait une petite quantité sans urine.

La suppression (1) d'urine ne nous paraît pas, dans ce cas, avoir été l'effet de l'induration du rein droit qui, sans doute, était depuis plusieurs années dans l'état où on l'a trouvé ; mais bien celui de l'affection du rein gauche qui antérieurement fournissait seul les urines que le malade rendait. Cette circonstance nous donne l'occasion d'observer que l'odeur urineuse de la transpiration et les autres qualités de même nature, auxquelles diverses humeurs secrétées participent chez les malades qu'on suppose atteints d'une suppression d'urine, indiquent d'une manière certaine la rétention de ce liquide dans les reins

---

(1) Nous nous servons ici du mot suppression pour nous conformer à l'idée que Chopart avait sur la nature de la maladie qui fait le sujet de cette observation ; mais nous croyons que la véritable nature de la maladie était une rétention d'urine produite par l'accumulation des matières glaireuses qui, probablement mêlées avec de l'urine, avaient infiltré la substance du rein.

ou dans les uretères, ou même dans la vessie. En effet, pour que les matières des diverses secrétions participent aux qualités de l'urine, il faut d'abord que le liquide se forme et qu'il soit ensuite reporté aux divers organes secréteurs. Mais tant que les matériaux qui servent à sa formation ne sont point séparés de la masse du sang et réunis entre eux, la transpiration ne saurait exhaler une odeur urineuse, ni la salive participer à la saveur des urines, etc. Il faudrait supposer, pour cela, que les glandes salivaires, que l'organe cutané, etc., agissent sur le sang qui leur est apporté, de manière à en séparer les matériaux de l'urine et à leur faire éprouver une combinaison analogue à celle que les reins leur fait subir. L'observation paraît en cela d'accord avec le raisonnement. En effet, si l'on examine avec attention les cas de suppression d'urine, rapportés par divers auteurs, où cette affection était accompagnée d'une transpiration urineuse, on verra qu'ils se sont mépris sur la véritable nature de la maladie. Tel est le cas que nous venons de citer.

Tels sont aussi plusieurs cas semblables, qu'on peut lire dans le traité de Morgagni, dont nous avons déjà parlé. Il n'est aucun observateur qui parle de l'odeur urineuse de la transpiration, dans le cas de suppression des urines par l'inflammation des reins, par le spasme et par la paralysie de ces organes. Jamais, dans ce cas, on n'a vu se développer l'appareil effrayant de la fièvre urineuse. Toujours, au contraire, cette fièvre se manifeste lorsqu'il y a rétention des urines et que la rétention se prolonge ; c'est alors surtout que la transpiratton acquiert une odeur urineuse, que le malade se plaint d'avoir la bouche *empoisonnée* par le goût d'urine. Nous avons vu cette fièvre urineuse chez un malade affecté de rétention d'urine par paralysie de la vessie. Toutes les parties de son corps étaient couvertes d'une sueur un peu visqueuse, exhalant une odeur d'urine extrêmement développée. Nous avons goûté cette sueur ; la saveur en était parfaitement analogue à celle de l'urine.

DE LA RÉTENTION D'URINE.

§ XXI.

La rétention d'urine peut avoir lieu dans les reins, dans les uretères et dans la vessie. Les deux premiers cas de rétention sont fort rares. Le dernier au contraire se rencontre fréquemment dans la pratique.

Les causes de la rétention d'urine dans les reins et dans les uretères, sont peu nombreuses, celles de la rétention dans la vessie sont très multipliées. Les premières sont toujours difficiles, souvent impossibles à découvrir, et leur connaissance influe peu sur la nature du traitement qu'on doit administrer au malade. Les secondes sont en général assez faciles à reconnaître et leur connaissance est extrêmement utile : elle sert à caractériser l'espèce de la maladie, à porter un pronostic juste et à établir un traitement convenable.

De la rétention d'urine dans les reins et les uretères.

§ XXII.

Causes. — Cette espèce de rétention a lieu lorsque, par une cause quelconque capable de comprimer ou d'obstruer plus ou moins complètement le bassinet des reins ou les uretères dans un point de leur longueur, les urines, quoique secrétées, sont retenues dans ces parties et ne parviennent point ou ne parviennent qu'en petite quantité jusques dans la vessie.

Les causes de la rétention d'urine qui a son siége dans les bassinets des reins et les uretères, peuvent être réduites aux suivantes : 1° les corps étrangers qui en bouchent la cavité, comme des calculs, des hydatides, des mucosités épaissies, des caillots de sang ; 2° les inflammations ; 3° les engorgements chroniques de leurs parois ; 4° leur compression par diverses tumeurs développées dans le bas ventre.

§ XXIII.

Un calcul formé dans les reins peut s'arrêter à l'embouchure de l'uretère ou descendre dans ce conduit, s'y fixer et s'opposer à l'écoulement de l'urine; si ce calcul remplit exactement la cavité du conduit, l'urine retenue distend l'uretère, le bassinet, le rein lui-même. Si cet obstacle n'est point surmonté, la distension augmente. Il se manifeste, à la partie antérieure et latérale de l'abdomen, une tumeur qui, présentant une fluctuation plus ou moins sensible, est ordinairement prise pour une hydropisie enkystée. On trouve dans les œuvres posthumes de J.-L. Petit, l'histoire d'un malade qui portait dans l'abdomen une tumeur de ce genre. Le professeur Richerand rappelle avoir observé un cas analogue sur un malade qui mourut à Paris dans la salle de clinique interne; depuis longtemps, dit-il, ce malade éprouvait des douleurs continuelles dans la région lombaire et ses urines chariaient beaucoup de graviers; une tumeur volumineuse circonscrite, arrondie, offrant une fluctuation bien marquée, se manifesta à la partie latérale gauche de l'abdomen. La ponction donna issue à une humeur séreuse, qui n'avait ni la couleur ni l'odeur de l'urine, la tumeur ne se vida point complètement; le péritoine s'enflamma et le malade mourut. A l'ouverture du cadavre on trouva le rein gauche excessivement dilaté et plein d'une sérosité citrine. Les parois du kiste étaient formées par la substance corticale du rein extrêmement amincie et par le tissu cellulaire environnant qu'elle s'était en quelque sorte approprié. Des graviers accumulés vers la partie inférieure de l'uretère étaient la cause évidente de la maladie et de la mort du malade. Ces cas de rétention d'urine sont heureusement fort rares; ils sont en général difficiles à connaître et presque toujours on se méprend sur la nature de la maladie, parce que le malade qui en est affecté continue à uriner assez abondamment; le rein sain, alors, fournit seul les urines qu'il sécrète en plus grande quantité.

§ XXIV.

Ordinairement, les calculs qui s'arrêtent dans le trajet de l'uretère n'en ferment pas entièrement la cavité. Alors les urines continuent à couler, se forment un conduit sur le calcul même, et le plus souvent elles l'entraînent avec elles dans la vessie. Morgagni dans son traité *De sedibus et causis morborum* rapporte diverses observations relatives à des malades qui sont morts calculeux, chez lesquels il a trouvé l'uretère, le bassinet du rein et le rein même, d'un côté seulement, très dilatés. Cette dilatation, dit-il, indique que le calcul ne s'était point formé dans la vessie, mais que formé dans le bassinet du rein, il avait été poussé successivement dans toute la longueur de l'uretère jusque dans la vessie où il avait acquis un volume plus considérable.

La nature de cette espèce de rétention d'urine, quand elle est produite par des hydatides ou des mucosités épaissies, reste ordinairement inconnue jusqu'à la mort du malade, parce qu'il n'y a aucun signe caractéristique qui puisse faire croire à l'existence de l'une de ces deux causes. Les symptômes qui accompagnent alors la rétention des urines sont très variables et peuvent appartenir à d'autres maladies. Si la rétention est produite par la présence de quelques caillots de sang, les circonstances commémoratives seules peuvent jeter quelque jour sur le diagnostic.

§ XXV,

L'inflammation et l'engorgement squirrheux des parois de l'uretère sont deux causes qui produisent la rétention d'urine dans ce conduit. L'inflammation, quand elle affecte cette partie, étend ordinairement son action jusqu'au rein. Le malade y éprouve une douleur vive, les urines ne coulent que limpides et en petite quantité ; le testicule du côté affecté remonte vers l'anneau ; quelquefois il y a des nausées, des vomissements, une agitation extrême. Si l'irritation est très-vive, il y a fièvre, insomnie, mouvements convulsifs. Ces symptômes ont également lieu soit que l'inflammation ait pour cause la présence de quelques graviers ou petits calculs qui, détachés des reins, descendent dans l'uretère qu'ils irritent, soit que le transport sur l'uretère d'une humeur dartreuse, psorique, rhumatismale ou goutteuse l'ait occasionnée.

§ XXVI.

L'engorgement squirrheux des parois des uretères, et leur dilatation consécutive au-dessus du point engorgé, n'est pas une maladie très-rare, mais il est presque toujours impossible de la reconnaître. Heureusement cette difficulté de reconnaître l'espèce d'affection dont il s'agit, ne peut point nuire au malade. Comme on ne connaît point de moyen capable de détruire cet engorgement, quand même on pourrait parvenir à le reconnaître, on se verrait également dans l'impossibilité de guérir et même de soulager le malade. L'engorgement squirrheux des uretères s'observe assez fréquemment chez les femmes qui sont affectées d'ulcères à la matrice ; c'est alors l'extrémité inférieure du conduit qui, étant dans le voisinage de la matrice, se trouve enveloppée dans l'affection cancéreuse de cet organe.

§ XXVII.

La rétention d'urine dans les uretères provenant de la compression d'une tumeur développée dans le voisinage de ces conduits, est une maladie fort rare ; nous doutons même qu'elle ait été constatée ; cependant on conçoit qu'elle pourrait être produite par une pareille cause, surtout si la tumeur se développait dans le petit bassin.

§ XXVIII.

La rétention d'urine qui a son siége dans les uretères et le bassinet des reins est en général une maladie fâcheuse toutes les fois qu'elle est complète. Elle est moins fâcheuse quand elle est produite par la présence de petits calculs, de petits caillots de sang ou par l'inflammation, que lorsqu'elle est le résultat de l'engorgement squirrheux des uretères, d'un amas d'hydatides, ou de mucosités épaisses, ou d'une compression exercée par quelque tumeur qu'il n'est point au pouvoir de l'art de détruire.

§ XXIX.

Le *traitement* de la rétention d'urine dont il s'agit, doit varier suivant la cause qui produit la rétention. Si elle est l'effet de l'inflammation, il faut la combattre par les divers moyens que nous avons indiqués pour le traitement de l'inflammation des reins (XIII). Si elle est produite par des petits calculs, on emploiera les diurétiques et surtout le bi-carbonate de soude à haute dose, de 15 à 30 grammes par jour, dans un litre de tisane, les bains, les exercices capables de déplacer les calculs par des secousses, comme l'exercice du cheval, et les purgatifs drastiques que quelques auteurs regardent comme propres à favoriser la descente du calcul dans la vessie, par les secousses qu'ils impriment aux intestins et qui peuvent se faire ressentir aux uretères (1).

Si la rétention d'urine dans les uretères est occasionnée par l'engorgement squirrheux de leurs parois, ou par la compression qu'exerce sur ces conduits une tumeur développée dans leur voisinage, le médecin se trouve réduit à faire la médecine symptomatique, parce qu'il n'a aucun moyen direct pour combattre cette maladie dont la nature lui reste d'ailleurs presque toujours inconnue ; il en est de même lorsque la rétention est occasionnée par des hydatydes ou par un amas de mucosités épaissies.

---

(1) Richerand, *Nosog.-Chirurg.*, tome III, page 448, édit. 2*.

DE LA RÉTENTION D'URINE DANS LA VESSIE.

§ XXX.

Deux conditions sont nécessaires pour que la libre excrétion des urines ait lieu : il faut, 1° que rien n'arrête leur écoulement dans la vessie ; que le col de cet organe et le canal de l'urètre soient exempts de toute gêne, de toute compression quelconque et qu'ils aient leur direction naturelle ; 2° que la vessie soit douée d'une force de contraction suffisante pour que, réagissant sur le liquide qu'elle contient, et le comprimant de toute part, il puisse se frayer un chemin à travers le col de cet organe et parcourir l'urètre avec facilité. Si ces conditions existent à un haut degré, les urines sont expulsées librement et avec force, comme on le voit chez la plupart des enfants et des jeunes gens ; mais dans la vieillesse, où toutes les actions deviennent faibles et languissantes, la contractilité de la vessie diminue d'énergie ; l'urine est comprimée avec moins de force : alors aussi les parois de l'urètre s'affaissent, se racornissent et offrent plus de résistance à l'écoulement du liquide contenu dans la vessie : de là la facilité avec laquelle la moindre cause qui gêne le cours des urines produit chez les vieillards une rétention plus ou moins complète de ce liquide.

On a distingué dans la rétention d'urine divers degrés que l'on désigne par des noms particuliers : on la nomme *dysurie* quand le malade a des envies fréquentes d'uriner et qu'il ne peut pas vider entièrement sa vessie ; elle prend le nom de *strangurie* lorsque l'urine sort par jets interrompus ou goutte à goutte, avec effort et douleur chaude à l'urètre ; enfin, on la nomme *ischurie* quand elle est complète, qu'il ne sort absolument pas une goutte d'urine, quoique le malade fasse des efforts considérables pour uriner. Cette désignation est purement scolastique ; elle n'offre aucune utilité sous le rapport de la science, et la division qu'elle sert à établir n'est d'aucun avantage pour l'étude. Aussi, nous nous bornons à l'indiquer dans l'intention seulement d'en rappeler l'existence.

Des causes de la rétention d'urine dans la vessie.

§ XXXI.

Plusieurs causes peuvent produire la rétention d'urine dans la vessie, et toutes ces causes agissent en diminuant, suspendant ou abolissant la faculté qu'a la vessie de se contracter pour chasser les urines ; ou bien en gênant ou empêchant le cours de ce liquide à travers le col de cet organe et le canal de l'urètre.

§ XXXII.

Parmi ces causes, les unes attaquent le corps de la vessie ; les autres affectent son col. Il en est qui ont leur siége dans le canal de l'urètre et qui constituent une maladie du canal ; enfin, il en est d'autres qui agissent sur ce canal ou sur le corps ou le col de la vessie. Dans ce quatrième ordre de causes, nous comprenons toutes celles qui ne produisent la rétention d'urine que d'une manière purement mécanique.

Les causes qui attaquent le corps de la vessie sont peu nombreuses ; elles produisent la rétention d'urine en diminuant, suspendant ou abolissant la faculté contractile de cet organe. Ces causes sont l'inflammation et la paralysie, deux causes qui, opposées par leur nature, produisent néanmoins le même effet.

§ XXXIII.

Les causes qui affectent le col de la vessie sont : l'inflammation, le spasme et l'engorgement de la glande prostate. Celles qui ont leur siége dans le canal de l'urètre sont : l'inflammation et le rétrécissement de ce conduit, qui est une suite ordinaire de l'inflammation gonorhéique. Enfin, les causes du quatrième ordre (xxxii) sont : 1° les

calculs qui se présentent à l'ouverture du col de
la vessie, ou qui s'y engagent, ou qui passent dans
le canal de l'urètre ; 2° les tumeurs de diverses
natures qui compriment ces parties ou en changent la direction ; 3° les corps étrangers introduits
ou formés dans le canal de l'urètre ou dans la
cavité de la vessie, et les caillots de sang qui s'y
accumulent ; 4° les divers déplacements dont cet
organe est susceptible.

Il est des causes de la rétention d'urine qui
sont particulières aux femmes ; telles que le déplacement de la matrice, sa chute, son obliquité ;
le sang des règles, accumulé chez les jeunes filles
imperforées ; la tête d'un enfant, engagée dans
les détroits du bassin ; les tumeurs squirrheuses
et les concrétions plâtreuses de la matrice et du
vagin.

**Effets et symptômes communs de la réten-
tion d'urine. Phénomènes qui se passent
dans la vessie à mesure qu'elle est distendue par les urines.**

§ XXXIV.

La rétention d'urine a des symptômes communs
ou génériques qui la caractérisent essentiellement.
Ces symptômes se manifestent toujours, quelle que
soit d'ailleurs la cause de la rétention ; elle a aussi

ses symptômes particuliers qui tiennent aux diverses causes qui produisent cette maladie : ces symptômes sont plus ou moins variables et servent à caractériser l'espèce de rétention dont le malade est atteint. Nons ne parlerons ici que des symptômes communs de cette maladie, nous réservant d'en faire connaître les symptômes particuliers en traitant de ses différentes espèces.

§ XXXV.

Lorsque la vessie est vide, ses parois, appliquées l'une contre l'autre, sont dans un contact immédiat. A mesure que l'urine y descend, soit qu'elle coule goutte à goutte ou par un filet continu, elle dilate la vessie, en écarte les parois, et comprimant, à la manière des liquides, dans toutes les directions, il en résulte que la vessie, en cédant à l'action des urines, tend à prendre une forme arrondie ; mais comme son diamètre vertical est plus grand que le transverse, se développant davantage suivant ce diamètre, elle conserve néanmoins de sa forme ovalaire.

Lorsque la vessie, distendue par les urines, est parvenue au point de développement qui lui est naturel, son ampliation subséquente devient un état maladif et est accompagnée de douleurs et d'envies continuelles d'uriner. Comme la sensibilité et la faculté extensive de la vessie varient singulièrement chez les divers individus, il en résulte qu'une grande distension de cet organe peut exister avec peu de douleur chez l'un, tandis que le contraire aura lieu chez un autre, dont la vessie peu extensive sera douée d'une grande sensibilité.

Si la rétention d'urine dépend d'une cause qui, loin de diminuer l'irritabilité et la sensibilité de la vessie, exalte, au contraire, ces deux propriétés, alors les symptômes qu'elle détermine ne tardent pas à se manifester ; mais si la rétention coïncide avec une diminution de ces deux propriétés, les divers symptômes de la maladie, notamment la douleur, se manifestent plus tard, et la vessie acquiert une capacité beaucoup plus grande.

A mesure que la vessie est distendue par les urines au delà de sa capacité ordinaire, ses parois ne s'amincissent pas comme celles d'une vessie sèche dans laquelle on pousse de l'air avec force ; irritées par une distension forcée, elles deviennent un point de fluxion vers lequel les humeurs abordent, des sucs les pénètrent en plus grande quantité ; leur tissu cellulaire s'infiltre un peu, et, loin de s'amincir, elles acquièrent quelquefois une épaisseur assez considérable. A mesure que les urines s'accumulent dans la vessie, cet organe, en se dilatant, presse sur les parties environnantes ; il refoule en haut les circonvolutions intesti-

nales ; en bas et en arrière, il presse le rectum ;
en avant et en haut, il semble se glisser entre le
péritoine et les muscles abdominaux, et, soulevant la partie antérieure et inférieure de la paroi
abdominale, il s'y montre sous la forme d'une
tumeur circonscrite, plus ou moins volumineuse.

Quand les urines ont distendu la vessie autant
qu'elle peut l'être, elles s'arrêtent dans les uretères
qu'elles dilatent à leur tour ; les légères inflexions
que ces conduits font en pénétrant à travers les
parois de la vessie disparaissent ; l'espèce de val-
vule qui recouvre leur embouchure s'efface, et
l'ouverture de communication entre les deux cavi-
tés acquiert quelquefois près d'un pouce de diamètre. Enfin, l'urine, après avoir dilaté les uretères, s'accumule dans le bassinet des reins et
dans ces organes mêmes, qu'elle dilate et dont
elle trouble les fonctions.

Diagnostic.

§ XXXVI.

Les symptômes généraux ou communs de la rétention d'urine, sont : les envies fréquentes d'uriner ; les efforts considérables mais infructueux que
le malade fait pour satisfaire ce besoin ; les douleurs qu'il éprouve vers la région hypogastrique,
douleurs qui augmentent dans les attitudes où les

muscles abdominaux sont en contraction, qui diminuent dans les attitudes contraires ; comme dans la flexion du tronc en avant, le coucher sur le dos les genoux étant élevés et les cuisses fléchies sur le bassin. La tumeur que la vessie distendue forme au-dessus du pubis, dans le rectum chez l'homme et le vagin chez la femme, tumeur qui est circonscrite, rénittente, sans changement de couleur à la peau et qui est douloureuse par la pression. Les envies d'uriner qui se renouvellent toutes les fois que l'on presse sur cette tumeur, la tension douloureuse du ventre, l'agitation du malade qui se tourmente, prend à chaque instant une position différente et porte ses mains à l'hypogastre, les douleurs qui augmentent à chaque effort pour uriner et deviennent bientôt très-aigües. La fièvre qui s'allume, l'insomnie qui survient ; quelquefois des nausées, le hoquet, des vomissements, une transpiration urineuse abondante, se manifestent. Le malade alors a les yeux brillants, la pupille dilatée, la face plus ou moins rouge et gonflée, la respiration gênée ne se fait presque plus que par l'action des muscles de la poitrine. Si, dans cet état, le malade ne reçoit aucun secours, l'inflammation s'empare de la vessie, se propage aux parties voisines ; le délire survient, et à ce délire, succèdent les symptômes d'une rémission marquée. Un mieux trompeur se manifeste et annonce la gan-

grène de la vessie. Le pouls devient petit, se con-
centre, les traits se décomposent et la mort termine
bientôt cette scène de douleur.

La gangrène n'est cependant pas toujours la
terminaison inévitable de la rétention d'urine
abandonnée à la nature. Quelquefois la vessie se
déchire dans une de ses parties qui ne sont point
recouvertes par le péritoine, les urines s'infiltrent
dans le tissu cellulaire environnant, déterminent
l'inflammation des parties où elles séjournent, y
causent des abcès urineux, et le malade succombe
ordinairement ou à la gangrène qui s'empare des
parties infiltrées par les urines, ou à une suppuration abondante qu'on ne peut tarir. Quelquefois,
enfin, le malade meurt au milieu des symptômes
qui précèdent la gangrène de la vessie ou la rupture de ses parois.

Traitement.

§ XXXVII.

La rétention d'urine présente deux indications,
l'une générale qui consiste à donner promptement
issue à ce liquide ; l'autre particulière que l'on
remplit en combattant les causes qui empêchent
son évacuation de la vessie. Nous ne parlerons ici
que de la première de ces indications. Nous traite-
rons de la seconde en parlant des différentes espèces de rétention.

On remplit l'indication générale de la rétention d'urine en donnant promptement issue à ce liquide, ce qui se fait en introduisant une sonde ou algalie dans la vessie, ou en faisant la ponction de cet organe. Cette dernière opération ne doit jamais être pratiquée que dans les cas où l'introduction de la sonde est absolument impossible.

L'opération qui consiste à introduire une sonde dans la vessie est connue sous le nom de cathétérisme. Cette opération se pratique de deux manières, ou par dessus le ventre, la concavité de la sonde étant tournée vers la symphise du pubis, ou par dessous le ventre, la sonde étant tournée en sens contraire ; ce qu'on appelle sonder par le *tour du maître*. La première manière de sonder est la plus simple, la plus facile à exécuter, la moins douloureuse et celle que l'on pratique le plus communément. Tous ces avantages qu'on ne peut lui contester, nous portent à la décrire avec soin, et nous passerions sous silence la manière de sonder par le *tour du maître* comme devenant inutile à connaître, si ce mode d'opérer le cathétérisme, n'était, dans quelque cas, un moyen d'éviter de fausses routes déjà pratiquées, et de pénétrer plus facilement dans la vessie dans certains cas d'hypertrophie de la glande prostate.

Introduction de la sonde par dessus le ventre.

§ XXXVIII.

Le malade étant couché dans un lit ou sur un plan horizontal quelconque susceptible de céder un peu sous le poids de son corps, l'opérateur s'il n'est point ambidextre se place au côté gauche du malade, lui dit de s'enfoncer dans son lit de manière que le bassin se trouve sur le même plan, ou un peu plus élevé que le ventre : il graisse l'instrument avec de l'huile, du beurre ou autre corps gras ; il prend la sonde de la main qui correspond à la tête du malade, de l'autre il saisit la verge avec le pouce et l'index, en ayant soin de retirer le prépuce en arrière, afin de mettre l'orifice externe de l'urètre à découvert. La sonde étant tenue avec l'indicateur et le médius placés dans sa concavité et le pouce appuyant sur sa convéxité, on pose le bec de l'instrument sur l'orifice du canal ; si l'urètre est très sensible, on y pénètre lentement, et lorsque la sonde y est parvenue, on l'enfonce en allongeant la verge sur elle et les couchant l'une et l'autre vers l'abdomen : de cette manière la sonde se trouve tout d'un coup à une grande profondeur et sous la symphise du pubis ; alors si l'instrument n'a qu'une courbure, ce qui est le cas le plus or-

dinaire, il se trouve comme couché sur l'abdomen.
Pour franchir le col de la vessie, on éloigne doucement le pavillon de la sonde en le relevant et lui
faisant décrire un arc de cercle d'arrière en avant
et de haut en bas. Une fois ce mouvement exécuté,
on pousse un peu horizontalement la sonde afin
que son bec n'aille pas heurter la paroi supérieure
de l'urètre, et qu'il pénètre directement dans la
vessie. Lorsque ce triple mouvement est bien
exécuté on pénètre facilement dans la vessie, mais
si on l'exécute mal, on se fourvoie dans les parois
de l'urètre, on forme des fausses routes de manière que l'opération devient ensuite plus difficile.

§ XXXIX.

Lorsque l'introduction de la sonde est difficile,
il faut examiner, avec soin, quelle peut être la
cause de la difficulté que l'on éprouve. Si le canal
de l'urètre est libre, comme il l'est, en général,
dans le cas de rétention par paralysie de la vessie,
on peut être assuré que la difficulté vient de la
mauvaise direction du bec de la sonde ou de ce
qu'elle n'a pas une courbure convenable; dans ce
cas, il ne faut pas insister, on doit retirer l'instrument et lui donner une meilleure direction ou en
modifier la courbure en l'augmentant ou la diminuant, suivant qu'on le jugera convenable; enfin s'il

y a rétrécissement du canal, il est certain, alors, que la difficulté vient de la présence d'un obstacle qu'il faut franchir.

Quelquefois, on ne parvient pas dans la vessie, parce que la sonde est trop courte pour l'atteindre à raison de son élévation au-dessus du pubis, il faut alors recourir à une sonde plus longue.

§ XL.

Il n'est pas indifférent, pour la facilité de l'opération, de se servir d'une grosse sonde ou d'une sonde mince ; si le canal est très ample, les grosses sondes qui le remplissent exactement, sans cependant y être gênées, sont les plus convenables ; mais si le canal est rétréci, il faut se servir de sondes assez minces, à parois solides, et en faire l'introduction avec beaucoup de ménagement afin de de ne pas se fourvoyer.

Lorsqu'il n'y a aucun obstacle dans le canal, nous préférons la sonde de gomme élastique armée de son mandrin, à la sonde d'argent ; nous la portons jusqu'au col de la vessie, et arrivé à ce point, nous saisissons le pavillon de la sonde avec le pouce et l'index de la main gauche, et de la droite nous retirons le mandrin, en même temps que la gauche, refoulant l'instrument vers la vessie, le fait pénétrer dans cet organe. Le cathétérisme ainsi pratiqué, ne peut jamais donner lieu à aucun accident.

Nous nous servons aussi avec beaucoup de succès d'une sonde de gomme élastique garnie d'un mandrin très léger, au moyen duquel, sans le sortir de la sonde, nous pouvons facilement donner à celle-ci toutes les courbures que nous jugeons convenables, et procurer une issue facile aux urines, sans avoir besoin de le retirer. Ce faible mandrin est surtout très utile aux malades qui, obligés de se sonder eux-mêmes, doivent conserver avec soin la courbure qu'il convient de donner à la sonde dont ils se servent.

§ XLI.

L'introduction de la sonde n'est pas toujours possible, l'urine qui coule continuellement dans la vessie, en distend de plus en plus les parois ; les symptômes s'aggravent et le malade se trouve exposé à une mort certaine ou à des accidents fâcheux, si l'on ne pratique la ponction de la vessie ; cependant, la ponction de la vessie est une opération que les praticiens habiles pratiquent rarement, ils préfèrent, avec raison, franchir de vive force les obstacles qui s'opposent à l'introduction de la sonde, et faire, pour ainsi dire, la ponction de la vessie par le canal de l'urètre ; en effet, cette opération, n'étant qu'un moyen palliatif qui n'exempte point le malade de subir le cathétérisme, ce serait agir contre les règles de l'art et contre la saine raison que de la pratiquer lorsqu'il n'est pas absolument impossible de parvenir à sonder le malade.

Lorsque Dessault, qui a tant illustré la chirurgie française, commença à exercer cet art à l'Hôtel-Dieu, il n'avait pas encore acquis dans l'opération du cathétérisme, toute la hardiesse et la confiance qu'il eut depuis ; en conséquence, il pratiquait alors souvent la ponction de la vessie ; mais instruit par l'expérience que cette opération ne remédiait qu'au symptôme principal de la maladie et qu'il fallait ensuite, pour obtenir une guérison radicale, revenir au cathétérisme qui était quelquefois plus difficile encore qu'il ne l'aurait été avant la ponction, il devint plus confiant et plus hardi à introduire la sonde, et dès lors la ponction de la vessie fut pour lui une opération presque inutile.

A la vérité l'introduction forcée d'une algalie, peut déterminer des accidents, mais ces accidents ne sont pas plus dangereux dans cette circonstance que lorsque la vessie a été vidée par la ponction. Le malade étant alors en danger imminent, le public ne chargera pas le chirurgien de la responsabilité des accidents souvent inévitables qu'il aura pu dé-

terminer en tentant le cathétérisme ; de plus dans
le premier cas, la vessie étant très distendue, on n'a
pas à craindre d'en heurter ou déchirer les parois.
Cette double circonstance doit nécessairement rendre l'opérateur plus hardi et l'opération plus sûre.

Du cathétérisme de vive force.

§ XLII.

Lorsqu'on veut pratiquer le cathétérisme de vive
force, il faut se servir d'une sonde un peu mince à
parois solides, à bec-mousse bien arrondi et bien
lisse (1), on introduit la sonde comme nous l'avons
dit précédemment (xxxviii) jusqu'à ce qu'elle arrive à l'obstacle ; une fois qu'elle y est arrivée, on
l'enfonce de force, mais avec ménagement, à travers cet obstacle. Lorsque la résistance est grande,
il est souvent très avantageux de faire légèrement
pivoter la sonde sur son bec, en même temps que
l'on presse sur l'obstacle. Par cette manœuvre, on
facilite le glissement de cet instrument dans la petite ouverture qui traverse l'obstacle et l'on risque
beaucoup moins de se fourvoyer. Nous avons sou-

---

(1) Nous regardons comme très dangereux l'usage de la sonde
conique du professeur Boyer, surtout si, à l'imitation de cet habile
praticien, on veut, à tout prix, atteindre la vessie; on doit craindre
alors de funestes revers qui ne lui ont pas été épargnés, malgré
son habileté et sa rare prudence.

vent employé ce moyen avec succès et particulièrement dans un cas où la résistance de l'obstacle
était telle, que deux fois la sonde s'est redressée,
et que pour prévenir cet effet, nous avons été obligé
de l'armer d'un mandrin de fer. S'il y a plusieurs obstacles à vaincre, l'opération devient plus
difficile et plus périlleuse, surtout dans le cas où
le premier obstacle franchi, en pressant sur la
sonde, la dévie de la direction qu'elle doit suivre,
quelque soin que l'on prenne pour la maintenir au
centre du canal. Nous avons vu plusieurs fois cette
pression portée à un tel point, qu'après avoir franchi l'obstacle, il nous a été impossible de diriger
l'instrument vers la vessie, quoiqu'il n'y eut point
d'autre obstacle, puisque les urines pouvaient couler à pleine sonde. Nous pensons, en conséquence,
qu'il est prudent, dans de pareils cas, de ne rien
forcer pour atteindre la vessie, ce serait d'ailleurs
sans résultat utile, car si les urines peuvent s'é-
couler librement par la sonde, l'indication du moment est remplie.

Quand la sonde est parvenue à une certaine profondeur dans les parties qui opposent de la résistance à son passage, comme elle pénètre encore
plus difficilement, il faut, pour faciliter l'opération,
refouler la verge en arrière, afin de pouvoir tenir
la sonde plus près de son extrémité et l'empêcher
de plier. Saisissant alors cet instrument en plaçant

le côté radial du doigt indicateur fléchi dans sa
concavité et le pouce sur sa convexité, introduisant l'indicateur de l'autre main dans le rectum
pour servir de guide à la sonde, on enfonce cet
instrument le long de la partie antérieure et supérieure du doigt qui sert de guide ; de cette manière,
si le bec de la sonde veut se fourvoyer, le doigt qui
le conduit, le relève, le dirige et l'empêche de
s'introduire entre le rectum et la glande prostate.
Enfin, si la résistance à surmonter est grande, on
place le pouce de la main dont l'indicateur est dans
le rectum sur la convexité de la sonde et on s'en
aide pour vaincre avec plus de sûreté les obstacles.
Mais nous ne saurions trop le dire, si après avoir
traversé les obstacles qui précèdent l'entrée de la
vessie, les urines peuvent couler par la sonde, il
faut s'en tenir à ce résultat, sans chercher à pénétrer de vive force dans cet organe ; car la pratique contraire a fait de nombreuses victimes et en
fait encore tous les jours ; il y a plus, l'expérience
nous a même prouvé que, dans ce cas, la présence
de la sonde dans le canal suffit pour favoriser la ci-
catrisation des fistules urinaires qui peuvent exister.
Lorsque la sonde est arrivée à une certaine profondeur, on retire le stylet qui la ferme et s'il sort de l'u-
rine, on est assuré que l'opération a été couronnée
de succès.

Lorsque toutes les tentatives qu'on a faites pour

sonder un malade affecté d'une rétention complète
des urines, ont été infructueuses, la ponction de
la vessie est absolument indiquée ; ce moyen peut
seul, alors, tirer le malade du danger imminent où
il se trouve.

DE LA PONCTION DE LA VESSIE.

La ponction de la vessie peut être pratiquée dans
tous les points où la surface de cet organe n'est
pas recouverte par le péritoine. Ces points se trouvent à sa face antérieure et à sa base, ou région inférieure. Ainsi, on peut la pratiquer au dessus du
pubis dans les deux sexes, par le périné et le rectum
chez l'homme, et par le vagin chez la femme.

De la ponction de la vessie par dessus le pubis.

Pour pratiquer la ponction par-dessus le pubis,
on se sert d'un trois quarts courbe ; celui du frère
Côme est le meilleur dont on puisse se servir. Ce
trois quarts courbe fait avec son manche un angle
obtu, saillant du côté de la convexité et rentrant
du côté de la concavité. Le sommet du poinçon
qui est une pyramide triangulaire pointue, est
coupé obliquement. Une canelure d'une ligne de
profondeur règne sur la convexité du poinçon, depuis la base de la pyramide qui le termine, jusqu'à
deux ou trois lignes sur le manche auquel il est

fixé. La canule de l'instrument porte un œil à son extrémité, et cet œil correspond à la rainure du poinçon, son pavillon est armé d'une plaque. La rainure du poinçon est destinée à faire connaître qu'on est parvenu dans la vessie, en donnant issue à quelques gouttes d'urine. On voit, par la description que nous venons de donner de l'instrument de frère Côme, qu'il ne diffère guère du trois quarts courbe ordinaire ; mais ce qui le distingue essentiellement, c'est une mécanique destinée à fixer la canule d'une manière invariable : cette mécanique est faite de deux longues plaques unies par charnière, pouvant s'écarter ou se rapprocher au moyen d'une vis de pression qui les assujettit. Le milieu de chaque plaque offre une échancrure qui, lorsqu'elles sont réunies, forme un trou destiné à recevoir la canule. De chaque côté de l'échancrure, se trouve soudée, à une petite hauteur, une plaque qui laisse au-dessous d'elle un petit espace destiné à recevoir la plaque de la canule. Enfin, à chaque côté de la machine principale, se trouve soudée, par ses deux extrémités, une languette d'une certaine longueur, de manière qu'il y a un vide au-dessous de chacune pour recevoir des rubans qui doivent fixer le tout au corps.

La ponction au-dessus du pubis doit être pratiquée le plus près qu'il est possible de cette partie, parce que plus la vessie est percée haut, plus il

est à craindre qu'en se vidant elle abandonne la canule et que , consécutivement, l'urine s'infiltre
dans le tissu cellulaire qui unit cet organe aux
parties voisines.

Manuel de l'opération.

§ XLIII.

Après avoir rasé le pubis, la canule et le poinçon du trois quarts étant graissés, le chirurgien,
placé au côté droit du malade, tend la peau du bas
ventre avec le pouce et l'indicateur de la main
gauche , saisissant le trois quarts de la main
droite, de manière à en présenter la concavité au
pubis, il enfonce cet instrument immédiatement
au-dessus de l'arcade pubienne, dans une direction perpendiculaire à une ligne médianne qui, de
l'ombilic, descendrait au pubis, et prolonge la
ponction jusqu'à ce que le défaut de résistance et
l'urine qui se filtre par la canelure du poinçon,
l'avertisse qu'il est parvenu dans la vessie : alors
il retire le poinçon, laisse sortir l'urine, et il fixe la
canule avec la mécanique dont nous avons parlé,
qu'il attache contre l'abdomen au moyen des rubans passés dans les ouvertures des languettes,
en ayant la précaution de mettre une petite compresse sous cette double plaque, pour garantir les
parois du bas-ventre de toute compression. Une

fois les urines évacuées, on bouche la canule que l'on débouche toutes les fois que le malade veut uriner, et on la laisse ainsi à demeure, jusqu'à ce qu'on soit parvenu à introduire une sonde dans la vessie.

De la ponction de la vessie par le périnée.

Nous ne décrirons point la manière de pratiquer cette opération, parce qu'elle est plus difficile à bien exécuter que celle par-dessus le pubis et par le rectum et moins sûre à raison de la facilité avec laquelle on peut manquer la vessie et blesser des parties qu'il est essentiel de ménager.

De la ponction de la vessie par le rectum chez l'homme et le vagin chez la femme.

§ XLIV.

Pour pratiquer cette opération, on se sert d'un trois-quarts courbe et on l'exécute de la manière suivante : On place le malade sur le bord de son lit, on lui fait fléchir les cuisses sur le bassin et les jambes sur les cuisses. Deux aides tiennent ces parties écartées comme dans le cas où l'on veut pratiquer l'opération de la taille. Le malade étant ainsi situé, l'opérateur graisse le doigt indicateur de la main gauche, l'introduit dans le rectum et place son extrémité entre les vésicules séminales,

sur un des points qui correspond au trigone vésical. De la main droite, il saisit le trois-quarts, en
retire le poinçon dans la canule, et porte l'instrument ainsi disposé au-devant du doigt qui lui sert
de conducteur : parvenu à l'endroit qu'il doit percer, il pousse le poinçon, enfonce le trois quarts
et retire le doigt conducteur. Dès que l'instrument
n'éprouve plus de résistance, on retire le poinçon,
les urines coulent et on laisse la canule dans le
rectum.

Ce procédé opératoire est assez fréquemment
employé. M. Dumon, chirurgien en chef de Bicê-
tre, l'employait toujours avec succès. Je lui ai vu
pratiquer cette opération pour la quatrième fois
sur le même malade ; il n'y eut jamais le moindre
accident. Néanmoins, plusieurs praticiens d'un
grand mérite préférèrent la ponction par-dessus
le pubis aux autres procédés.

Chez la femme, on peut faire la ponction de la
vessie par le vagin comme on la fait par le rectum
chez l'homme, mais craignant que cette opération
ne laisse à sa suite une fistule urinaire, surtout si
l'on était obligé de laisser la canule à demeure
pendant quelque temps, on préfère généralement
pratiquer la ponction par-dessus le pubis.

DE LA RÉTENTION D'URINE

§ XLV.

La plupart des médecins, frappés par l'évidence du symptôme principal de cette maladie, ne se donnent point ordinairement la peine d'en rechercher la cause, beaucoup d'entre eux, étrangers aux connaissances chirurgicales, n'imaginent pas qu'ils peuvent se tromper sur la nature de la maladie qui est d'ailleurs devenue trop commune pour mériter toute leur attention, car l'homme est toujours le même dans quelque situation qu'on le considère ; ce qui l'entoure habituellement l'intéresse peu ; le nouveau, l'extraordinaire seuls, attirent son attention. Il est des médecins qui, étant appelés auprès d'un malade affecté d'une rétention d'urine, se bornent à lui faire quelques questions oiseuses et, sans chercher à connaître la cause de la maladie, se mettent à formuler une boisson adoucissante diurétique, prescrivent les bains, les fomentations émollientes et ordonnent d'insister sur l'emploi de ces moyens. Heureux le malade si ces moyens conviennent à l'espèce de rétention dont il est affecté ! Mais s'ils ne conviennent pas, la maladie se trouvant aggravée par le traitement même, le malade est exposé à une mort certaine ou au moins à une série d'accidents fâcheux. Rien n'est donc plus essentiel, pour éviter toute espèce d'erreur dans le traitement de la rétention d'urine, que de connaître les différentes causes qui peuvent produire cette maladie.

Ces causes sont assez nombreuses ; nous les avons fait connaître (xxxi) et nous avons indiqué en même temps, d'une manière générale, comment elles agissent pour produire cette maladie. Il nous reste maintenant à traiter de chaque espèce de rétention en particulier ; c'est-à-dire à signaler les symptômes qui leur sont propres, à en faire connaître le pronostic et à indiquer les moyens curatifs qui leur conviennent plus spécialement.

De la rétention d'urine produite par l'inflammation du corps de la vessie.

§ XLVI.

Plusieurs auteurs ont pensé que cette cause, loin de produire la rétention, donnait au contraire lieu à l'incontinence d'urine. La vessie enflammée, disent-ils, est très irritable, conséquemment elle doit se contracter toutes les fois que l'urine, arrivant dans cet organe, en irrite les parois ; mais l'expérience journalière a prouvé contre cette assertion. S'il arrive quelquefois que le malade, dont la vessie est enflammée, urine continuellement

goutte à goutte et paraît ainsi avoir une incontinence d'urine, c'est qu'alors la vessie, complètement développée par le liquide qui s'y est accumulé, le laisse écouler p ar regorgement, les urines
qui arrivent de nouveau dans sa cavité. Cette espèce d'incontinence d'urine est encore plus rare
dans le cas de rétention d'urine occasionnée par
l'inflammation de la vessie que dans celui où elle
est le résultat de la paralysie de cet organe. L'a-
nalogie aurait d'ailleurs dû conduire ces praticiens
à reconnaître leur erreur. En effet, on n'a jamais
vu un muscle enflammé se contracter, et si on le
force à agir, il ne peut exécuter que des mouvements faibles qui sont toujours accompagnés de
beaucoup de douleurs. La vessie, qui n'est autre
chose qu'un muscle creux, revêtu de membranes
et soumis à l'influence de la volonté, comme tous
les muscles qui servent aux divers mouvements de
locomotion, doit donc, comme eux, être influencé de
la même manière par l'action des mêmes causes.

XLVII.

La rétention d'urine produite par l'inflammation
du corps de la vessie est une maladie rare. Les
personnes pléthoriques, d'un tempérament sanguin
bilieux y sont les plus exposées. Cette maladie peut
être produite par diverses causes, telles que les
excès dans l'usage du vin et des liqueurs spiritueu-

ses; l'usage continu d'aliments fortement épicés ;
celui des cantharides prises intérieurement ou
appliquées à la surface du corps ; l'abus des
diurétiques échauffants ; une évacuation sanguine
habituelle tout à coup supprimée; une transpiration répercutée, une humeur rhumatismale,
dartreuse , psorique ou goutteuse transportée
sur la vessie. Elle peut être aussi l'effet du virus
gonoreïque qui se propage le long du canal de
l'urètre jusqu'au col et au corps de la vessie , ou
d'une inflammation quelconque qui s'étant développée dans des parties voisines se communique à
cet organe (1).

---

(1) Chopart, en parlant de cette dernière espèce d'inflammation de la vessie, qu'il nomme cystitie symptômatique, rapporte
une observation très intéressante qui doit prouver combien il
est dangereux de se méprendre sur la nature de la maladie, de
confondre la suppression avec la rétention des urines, et de traiter
les malades conséquemment à l'idée fausse qu'on s'est formée de
la maladie. Voici cette observation :

Un juif, agé de 55 ans, d'un tempérament sec et bilieux, sujet
à des hémorroïdes qui bordaient et rétrécissaient l'anus, n'avait
jamais éprouvé des difficultés à uriner. Ses hémorroïdes s'enflam-
mèrent. Dès le troisième jour de cet accident, il eut des envies fréquentes d'uriner; il ne put y satisfaire qu'avec douleur et quelquefois en urinant goutte à goutte. On employa les saignées et
d'autres remèdes propres à combattre l'inflammation. Cependant
la difficulté d'uriner augmenta, la rétention de l'urine devint
complète, la vessie remplie et distendue par ce liquide forma une
tumeur à l'hypogastre. On essaya d'introduire une sonde dans ce
viscère, on fit une fausse route en perçant l'urètre, la sonde
passa entre la glande prostate et le rectum ; comme elle était mo-

L'invasion de cette maladie a ordinairement lieu
tout à coup et sans symptômes précurseurs, quel-

---

bile dans le tissu cellulaire, on pensa qu'elle était parvenue dans
la vessie et qu'il n'y avait point d'urine. On crut, en conséquence, qu'au lieu d'une rétention, c'était une suppression d'u-
rine qu'on avait à combattre. Les accidents augmentèrent, le
malade eut le hoquet, des nausées, le pouls devint petit et
serré. Le soir, M. Tithard, élève de Chopart, fut appelé ; il jugea
que la maladie était une rétention d'urine et non pas une suppression ; il s'opposa à l'usage d'une boisson dans laquelle entrait
la teinture de cantharides et que l'on était disposé à donner pour
provoquer la secrétion des urines qu'on croyait supprimées. Il
ne put réussir à introduire la sonde dans la vessie ; le gonflement
hémorroïdal s'opposant à l'introduction du doigt dans l'anus, il
ne put s'en servir pour diriger le bec de l'instrument. Il fit dis-
continuer l'usage des boissons, et conseilla de tromper la soif du
malade par de petites cuillerées de lait ou d'eau acidulée. Le
lendemain matin, il réussit à porter dans la vessie une grosse
sonde en S et donna issue à deux pintes et demie d'urine très-
fétide et rougeâtre. Il appliqua des sangsues sur les hémorroïdes ;
le pouls se développa, le hoquet et les autres symptômes dimi-
nuèrent ; mais le malade, en se retournant dans le lit, fit sortir
la sonde de la vessie : il fut impossible de l'y remettre. Les accidents reparurent, la vessie se remplit d'urine. Le lendemain,
Chopart vit le malade ; il avait le hoquet, des envies de vomir, le
pouls était petit, les extrémités froides, le scrotum tuméfié, le
ventre météorisé, la région hypogastrique tendue comme un
ballon par la rétention de l'urine dans la vessie. Ne pouvant
réussir à le sonder, cet habile praticien se détermina, en raison
de la gravité des accidents, à faire la ponction de la vessie par-
dessus le pubis. Le malade fut soulagé après l'évacuation des
urines. Il but de l'orangeade. Pendant la nuit, il rendit par
l'anus beaucoup de matières bilieuses ; ses urines continuèrent à
s'écouler par la canule du trois-quarts qui était fixée à l'abdomen.
Trois jours après, le malade, agité et très-impatient, fit sortir
cette canule de la vessie. L'urine continua à s'écouler pendant

quefois elle est précédée d'un léger frisson dans le
dos et les lombes avec froid aux extrémités. Le

---

deux jours par la piqûre du trois-quarts. Chopart, appelé de nouveau, put alors introduire une sonde en S dans la vessie. Une
infiltration urineuse, qui existait autour de la piqûre faite avec le
trois-quarts, se dissipa. Les urines s'écoulèrent entièrement par
la soude. Les accidents cessèrent. On fit des injections d'eau
d'orge dans la vessie. Comme une partie de cette eau sortait par
la piqûre faite à l'hypogastre, on eut soin de n'en point injecter
une trop grande quantité. Le malade prit une décoction de tama-
rin dans du petit lait qu'il évacua copieusement. On la réitéra
deux jours après. Les urines restaient troubles et rougeâtres ;
des douleurs aiguës se faisaient sentir dans toute l'étendue de
l'urètre. Il sortit une matière purulente entre le canal et la
sonde. On retira la sonde après avoir fait une injection dans la
vessie ; mais ce viscère n'avait pas encore récupéré son action.
On essaya d'y introduire une sonde de gomme élastique. Quoique
cette sonde eût le même calibre et la même courbure que celle
d'argent, on ne put pas la faire parvenir dans la vessie. Il fallut
remettre la sonde d'argent qui pénétra avec facilité dans cet organe. Les urines devinrent blanchâtres, déposèrent beaucoup de
matière puriforme. Il continua à s'écouler du pus entre la
sonde et l'urètre. Le périnée, le scrotum et la verge étaient tu-
méfiés avec dureté, tension, douleur et chaleur. Les cataplasmes
émollients calmèrent ces symptômes. Le vingt-sixième jour, il
s'ouvrit spontanément un abcès qui était situé sur le trajet de
l'urètre, immédiatement au-dessus du scrotum. L'écoulement
abondant du pus procura le dégorgement de ces parties. Il sortit
de cette ouverture, qui avait un pouce d'étendue, plusieurs lam-
beaux de tissu membraneux. Il y avait une grande perte de substance à l'urètre, la sonde y paraissait à nu. Les urines continuèrent à s'écouler librement par la sonde. L'état du malade
s'améliora de jour en jour ; il reprit des forces. Au bout de dix-
neuf jours, on substitua à la sonde d'argent une grosse sonde de
gomme élastique. Lorsque toutes les parties extérieures furent
dégonflées, la plaie de la verge et l'ouverture du canal se rétréci-

malade qui en est affecté éprouve des douleurs aiguës dans la vessie, des envies fréquentes d'uriner, une augmentation des douleurs toutes les fois
qu'il fait des efforts pour expulser les urines ou
que l'on presse sur la région hypogastrique, il a
de la fièvre, de l'insomnie. Le pouls est dur, fréquent et serré. Les urines sont rouges, enflam-
mées et ne sortent que par un petit jet interrompu
ou par gouttes ou regorgement. L'introduction de
la sonde dans la vessie est facile, mais le contact
de cet instrument contre les parois de ce viscère,

---

rent ; le malade reprit ses forces. L'ouverture de l'urètre restait
fistuleuse, malgré l'usage de la sonde que le malade portait depuis trois mois. On retira cet instrument ; mais la vessie était
encore sans action. Après quelques jours de repos, le juif put va-
quer à ses affaires. Au bout de sept mois, il avait de l'embon-
point, il jouissait en apparence d'une bonne santé, mais il ne pouvait uriner sans la sonde qu'il portait constamment, et la fistule
de l'urètre était dans le même état.

On voit par cette observation qu'il arrive quelquefois qu'à la
rétention d'urine, produite par l'inflammation de la vessie, succède la rétention par paralysie de cet organe. Dans ce cas, la paralysie est sans doute le résultat d'une double cause : 1o de l'inflammation qui, comme on le sait, laisse toujours les muscles
qui en ont été affectés dans un état de débilité plus ou moins
grand et qui se prolonge plus ou moins longtemps ; 2o de la distension forcée qu'ont subie les parois de la vessie par l'accumulation des urines.

La paralysie de cet organe, qui succède à l'inflammation, est en
général, difficile à guérir. Souvent on ne peut, par aucun moyen,
lui redonner l'action qui lui est nécessaire pour expulser les urines, et le malade reste affecté d'une rétention incurable.

excite des. douleurs très-vives. Le ventre est resserré.

§ XLVIII.

Cette espèce de rétention n'est pas dangereuse si le malade reçoit à temps les secours convenables; mais abandonnée à la nature elle est inévitablement mortelle. Les secours que cette maladie exige doivent être promptement administrés, et la première chose à faire est de donner issue aux urines au moyen du cathétérisme. En pratiquant cette opération, il faut avoir soin de ne pas trop enfoncer la sonde dans l'intérieur de la vessie, il suffit qu'elle dépasse le col de cet organe, de manière à recevoir les urines sans que son bec en touche les parois, dont la sensibilité est exaltée. Les urines une fois évacuées, on injecte doucement dans la vessie une décoction de guimauve ou autre substance mucilagineuse; on retient cette injection pendant quelques minutes; on en laisse sortir une partie et on retient l'autre pour diminuer l'âcreté des urines. L'injection faite, on retire la sonde que l'on réintroduit lorsque le besoin d'uriner se fait sentir de nouveau sans que le malade puisse le satisfaire, et l'on combat l'inflammation par l'usage des antiphlogistiques, tels que les saignées générales et locales réitérées, les bains, les boissons adoucissantes, mucilagineuses, légèrement diurétiques, les lavements émollients, les fomentations et les cataplasmes de même nature appliqués sur la région hypogastrique. Si la maladie a été produite par l'action d'une humeur âcre qui s'est portée sur la vessie, il faut d'abord chercher à détourner cette humeur. Pour remplir cette indication, on emploie avec beaucoup d'avantages les révulsifs tels que les vésicatoires et les sinapismes. Toutes les fois que l'humeur était antérieurement fixée sur une partie extérieure du corps, c'est sur cette partie ou dans les environs que le médicament révulsif doit être appliqué. En se servant des vésicatoires, on craindrait peut-être que les cantharides dont on les couvre, absorbées à la surface de la peau, ne portassent une action dangereuse sur la vessie, mais cette crainte quoique fondée, ne doit point empêcher leur application, parce qu'en saupoudrant le vésicatoire de camphre et en donnant à l'intérieur une émulsion camphrée et nitrée, on prévient ordinairement cet effet des cantharides.

§ XLIX.

Si dans les cas de rétention d'urine par inflammation de la vessie; les exutoires, lorsqu'ils sont indiqués concurremment avec les anti-phlogistiques; ne font pas entièrement cesser la maladie, il est à craindre que l'inflammation, devenant chronique, ne dégénère en catarrhe vésical, maladie très grave et souvent incurable.

De la rétention d'urine produite par le catarrhe de la vessie

§ L.

On distingue le catarrhe de la vessie en aigu et chronique; dans les deux cas, il y a inflammation de la membrane muqueuse qui tapisse l'intérieur de la vessie; mais dans le premier, cette membrane seule est affectée, et la vessie n'offre rien de particulier dans sa texture; dans le second, au contraire, toutes les membranes propres de ce viscère, semblent avoir participé consécutivement à l'affection de la membrane muqueuse et la vessie paraît altérée dans son organisation; elle est en quelque sorte racornie sur elle-même, ses parois sont plus épaisses, sa capacité est moindre et présente des saillies plus ou moins marquées que l'on désigne communément sous le nom de colonnes charnues.

Du catarrhe aigu de la vessie.

§ LI.

Causes. — Cette maladie n'est point rare, elle peut être produite par toutes les causes qui ont

coutume de donner naissance aux affections catar-
rhales et peut même alterner avec plusieurs d'entr'elles. Ainsi on l'a vue se manifester après le cathétérisme, chez un malade qui avait un catarrhe
pulmonaire, et ne céder complètement que lorsque,
par des moyens convenables, on fut parvenu à rappeler l'affection catarrhale sur les poumons ; elle
peut aussi être produite par la présence prolongée
d'une sonde dans la vessie, d'un calcul, surtout
s'il est de nature murale, ou de tout autre corps
étranger.

Diagnostic.

Quelle que soit la cause de cette affection, elle
se manifeste par des douleurs vives que le malade
éprouve dans la vessie et surtout en urinant, douleurs qui quelquefois se propagent le long de l'u-
rètre jusqu'au bout du gland, qui augmentent
lorsque le malade marche ou qu'il va en voiture ;
par des envies fréquentes d'uriner, par la sensibilité de l'hypogastre. Les urines sortent difficilement par un jet faible, ou seulement goutte à
goutte, elles sont louches en sortant de la vessie,
elles s'éclaircissent par le repos, exhalent une
odeur ammoniacale plus ou moins prononcée (1) et

---

(1) Les urines qui contiennent du pus ne s'éclaircissent jamais ;
elles restent plus ou moins louches, exhalent une odeur fade et
déposent une matière grisâtre sans cohérence.

déposent une très grande quantité de matières muqueuses blanchâtres, filantes : il y a de la fièvre et souvent on observe les symptômes d'un embarras gastrique.

Pronostic.

Cette maladie prise à temps et traitée convenablement n'est point une maladie grave ; presque toujours on parvient à la détruire dans l'espace de quinze à vingt jours.

Traitement.

LII.

La saignée, l'application réitérée des sangsues au périnée, les bains, les demi-bains émollients, les fomentations et les cataplasmes de même nature appliqués sur la région de la vessie, les calmants et même les narcotiques à l'intérieur et en injection si la douleur est très-vive ; des boissons diurétiques douces, telles que l'eau de chiendent, de pariétaire, de graines de lin, de queues de cerises, et plus tard, l'infusion de bourgeons de sapin, l'infusion de la donadille, la décoction de feuilles de raisin d'ours édulcorées avec le sirop de guimauve, de gomme, des cinq racines, doivent former la base du traitement qu'il convient d'administrer aux malades atteints d'un catarrhe aigu de la vessie. S'il existe un embarras gastrique, il faut l'attaquer par le vomitif ou l'éméto-catartique.

Sous l'emploi des moyens que nous venons d'indiquer, le catarrhe perd peu à peu de son in-tensité, et ordinairement tous les symptômes qui caractérisent cette maladie disparaissent au bout de quinze à vingt jours. Lorsque malgré l'usage bien entendu de ces moyens, les symptômes, tout en perdant de leur intensité, résistent et se pro-longent, on doit craindre que le catarrhe ne de-vienne chronique. Pour prévenir cette dégéné-rescence, il faut rechercher, avec soin, les causes qui peuvent entretenir la maladie afin de les dé-tourner ou de les rappeler sur les parties où elles étaient antérieurement fixées. Si, par exemple, on découvre que le malade avait un rhumatisme, une dartre, une ophthalmie ou une éruption quelconque habituelle, qui a disparu depuis qu'il est affecté d'un catarrhe de la vessie, on doit présumer que à cette cause est due la prolongation de la ma-ladie. Dans ce cas, la première indication à remplir est de rappeler cette cause mobile sur la partie où elle existait primitivement, en établissant sur cette partie une irritation plus ou moins vive et plus ou moins longtemps soutenue, et si, par ce moyen, la cause ne se déplace pas, on apliquera un vésicatoire à l'intérieur de chaque cuisse et on les fera suppurer. Ce moyen est en général très efficace et celui sur lequel on peut compter avec le plus de fondement; il est également très utile, lorsqu'on ne peut découvrir la cause de la maladie et dans les cas où l'on ne peut reconnaître qu'une cause générale qui a agi sur l'ensemble de l'organisation.

Du catarrhe chronique de la vessie.

LIII.

Lorsque le catarrhe aigu a été négligé ou mal traité, il se prolonge en perdant de son intensité et devient chronique; ce catarrhe chronique peut être aussi la suite immédiate d'une irritation quelconque prolongée et peu vive de la membrane muqueuse qui tapisse l'intérieur de la vessie; ainsi on l'a vu être le résultat du rétrécissement de l'urètre, du séjour d'un calcul, de la présence habituelle des sondes ou de tout autre corps étranger : on le nomme alors catarrhe symptômatique; quelquefois enfin, il se forme de prime-abord d'une manière lente et ne se présente qu'avec des symptômes peu prononcés, le malade alors néglige son mal et lui laisse peu à peu prendre un caractère de gravité qu'il n'est plus, souvent, au pouvoir de l'art de détruire, lorsqu'il se détermine à en demander les secours.

Diagnostic.

On reconnaît le catarrhe chronique de la vessie à la présence des symptômes que nous avons dit caractériser le catarrhe aigu, seulement ces symptômes sont moins prononcés, la douleur est moins vive, la fièvre souvent n'existe pas à moins que la maladie ne soit très avancée, dans ce cas, la fièvre qui survient est une fièvre hectique. La matière muqueuse qui est entraînée avec les urines est moins abondante, mais elle paraît moins consistante et plus puriforme : la sonde portée dans la vessie y provoque des douleurs et l'on reconnaît que les colonnes charnues de cet organe sont plus saillantes, en même temps que sa capacité est moindre.

Pronostic.

Cet état du catarrhe vésical est très grave et laisse ordinairement peu d'espoir de guérison.

Traitement.

Si l'examen des circonstances commémoratives peut faire soupçonner l'existence d'une cause susceptible d'être détruite, il faut l'attaquer immédiatement, par les moyens soit généraux, soit locaux que l'on jugera les plus convenables ; on emploiera, en même temps, les sangsues au périnée, les bains et les boissons que nous avons déjà indiquées en parlant de catarrhe aigu (§ LII) particulièrement l'infusion des bourgeons de sapin, l'eau de goudron, l'eau de chiendent et de queues de cerises avec le sirop de tolu et l'usage du cidre mousseux qui nous a paru, dans quelques cas assez graves, avoir beaucoup contribué à la guérison des malades, et l'on fera surtout usage des vésicatoires à l'intérieur des cuisses, car ce moyen est peut-être celui sur lequel on doit le plus compter pour la guérison. On a aussi retiré des avantages de l'usage des eaux thermales, en bains, en boissons et en injections dans la vessie ; les eaux de Balaruc ont été particulièrement recommandées par des praticiens distingués. Les eaux de Contrexeville, de Seltz et de Soda-Water en boissons seules ou coupées avec du lait et prises, aux repas, avec peu de vin, ont souvent été fort utiles. Nous recommandons aussi d'une manière particulière l'usage fréquent des injections tièdes faites avec la décoction de racines de guimauve et de têtes de pavot. Enfin, lorsque l'état des voies digestives pourra le permettre, on administrera quelques capsules de baume de copahu que des praticiens dignes de confiance disent avoir employées avec succès.

Lorsque le catarrhe est symptomatique et que

les parois de la vessie n'ont pas encore éprouvé
consécutivement, une altération profonde dans
leur organisation, on peut espérer qu'en faisant
cesser la cause, l'affection catarrhale ne tardera
pas à être détruite ; mais dans le cas contraire, qui
a ordinairement lieu lorsque la cause a agi pendant
de longues années, le cas est très grave, car, parvenu à ce degré, la maladie est presque toujours
incurable, quelle que soit la cause qui l'ait produite.

De la rétention d'urine par paralysie de vessie.

§ LIV.

Cette espèce de rétention est une de celles que
l'on rencontre le plus fréquemment dans la pratique. Les personnes adonnées au vin, les joueurs,
les hommes de lettres, et en général toutes les
personnes qui mènent une vie sédentaire sont
exposées à cette maladie. Les vieillards surtout en
sont fréquemment atteints. Les enfants n'y sont
pas sujets, et lorsqu'ils en sont affectés, elle est
toujours produite par une cause qui agit sur le
cerveau ou sur la moëlle épinière.

Causes.

Des causes assez nombreuses peuvent produire

cette affection : l'âge, la faiblesse constitutionnelle, l'habitude de ne point céder au premier désir d'uriner, celle d'uriner étant couché horizontalement dans le lit, sont des causes qui prédisposent à cette maladie.

Diverses affections du cerveau et de la moëlle épinière, telles que l'apoplexie, l'émiplégie, la paraplégie, l'hydrocéphale, l'hydrorachis; un épanchement dans le canal rachidien, la contusion et la commotion de la moëlle épinière, la compression de cette partie, par le déplacement d'une ou de plusieurs vertèbres, peuvent donner lieu à la paralysie de la vessie. Dans ces différents cas, comme lorsqu'elle se manifeste dans le cours d'une fièvre de mauvais caractère, cette maladie n'est que symptomatique et n'exige aucun traitement curatif particulier. Le cathéterisme remplit la seule indication qu'elle présente, tant que la maladie primitive existe ; mais si, la maladie dont elle n'est qu'un symptôme une fois détruite, elle subsiste encore, il faut alors administrer les divers secours dont nous parlerons bientôt.

Outre les diverses causes que nous venons d'énumérer, la paralysie de la vessie peut encore être produite par la distension forcée de ses fibres, par l'excès des plaisirs vénériens, par la masturbation, par l'abus des diurétiques, par une humeur répercutée, par un effet naturel de l'âge ;

enfin, elle se manifeste aussi quelquefois sans
qu'on puisse lui assigner aucune cause particulière.

Diagnostic.

Quelle que soit la cause de cette maladie, on la
reconnaît aux circonstances commémoratives et à
l'état actuel du malade. Les circonstances commémoratives se tirent du tempérament et de la
santé générale du malade, de son âge, de ses
habitudes et de la manière dont la maladie s'est
formée. L'examen de ces circonstances fait ordinairement connaître la cause de la paralysie.
Qu'un homme, par exemple, pour ne point inter-
rompre ses occupations ou ses plaisirs, contracte
la mauvaise habitude de résister au besoin d'uriner, peu à peu les urines, s'accumulant dans la
vessie, distendent cet organe au delà de sa capacité ordinaire ; cette distension forcée lui fait perdre de son ressort en même temps qu'elle émousse
sa sensibilité ; de sorte que, devenant chaque jour
moins sensible au stimulant des urines, il se laisse
distendre davantage et acquiert ainsi une capacité
plus grande, jusqu'à ce qu'enfin, ne pouvant plus
réagir sur le liquide qu'il contient, il en résulte
une rétention d'urine plus ou moins complète.
C'est ordinairement de cette manière que la paralysie de la vessie se forme chez les adultes et

chez les vieillards qui jouissent encore d'une bonne santé.

Dans un âge avancé, la rétention d'urine dont nous parlons est une conséquence nécessaire de l'affaiblissement général de l'économie. La vessie, devenue moins sensible, se laisse distendre au delà de sa capacité ordinaire avant de réagir sur le liquide qu'elle contient. Par la même raison, ayant perdu de sa force contractile, elle ne réagit que d'une manière incomplète ; une partie des urines reste dans la vessie ; chaque jour il en reste une quantité plus grande ; enfin, la rétention devient complète, et le malade n'urine plus que par regorgement : alors l'écoulement des urines devient presque continuel et en impose souvent pour une incontinence d'urine (1).

---

(1) M. Mercier, dans son ouvrage intitulé : *Recherches sur les maladies des organes génitaux urinaires chez les hommes âgés*, semble presque se refuser à admettre cette espèce de rétention. On a pris, dit-il, pour des rétentions par paralysie des rétentions qui provenaient de l'hypertrophie de la glande prostate. En cela, il a certainement raison pour quelques cas, peut-être, en ce qui concerne les vieillards ; mais nous pouvons assurer que nous avons traité plusieurs malades adultes et vieillards atteints de paralysie de la vessie ; que les uns ont guéri, que d'autres ont dû faire un usage habituel de la sonde, et ont vécu de longues années en se sondant ; ce qu'ils faisaient sans difficulté. Nous pouvons aussi affirmer avoir traité de la même maladie plusieurs femmes qui, comme on sait, n'ont point de glande prostate.

§ LV.

La plupart des rétentions d'urine par paralysie de la vessie se forment de l'une des deux manières dont nous venons de parler, et l'on ne peut mettre en doute que la cause la plus fréquente de cette maladie ne soit la distension forcée de ses fibres, produite par les urines retenues volontairement ou accidentellement pendant un espace de temps plus ou moins considérable.

§ LVI.

L'abus des diurétiques, et des boissons en général, produit cette espèce de rétention en usant, en quelque sorte, la sensibilité et la contractilité de la vessie, soit en rendant les urines abondantes et peu stimulantes, soit en leur donnant une activité qui nécessite des évacuations fréquentes et habitue la vessie à un fort stimulant ; ce qui la rend ensuite peu sensible à un stimulant moins actif.

§ LVII.

Le malade, qui est atteint d'une rétention d'urine par paralysie de la vessie, a des envies fréquentes d'uriner qu'il cherche en vain à satisfaire. S'il urine, ce n'est qu'en petite quantité, par la pression seule des muscles abdominaux et sans que, pour cela, le besoin d'uriner cesse de se faire sentir. La vessie se montre développée au-dessus du pubis sous la forme d'une tumeur arrondie et circonscrite. La pression de la main sur cette tumeur provoque le besoin d'uriner et produit quelquefois la sortie d'une petite quantité d'urine. Si la rétention est complète, les urines, en s'accumulant, dilatent successivement les uretères, les bassinets des reins et ces organes même ; alors la fièvre urineuse se développe, la région hypogastrique devient tendue, douloureuse ; le malade reste couché sur le dos, en proie à la douleur ; le pouls devient fréquent et dur ; la respiration gênée se fait presque entièrement au moyen des muscles pectoraux ; la face est rouge, les yeux brillants et humides ; il y a de l'insomnie, de l'agitation, et une sueur urineuse plus ou moins abondante découle des diverses parties du corps. Lorsqu'on sonde un malade affecté de cette espèce de rétention, la sonde entre dans la vessie avec beaucoup de facilité, et tous les accidents disparaissent.

Pronostic.

§ LVIII.

Le pronostic de la rétention d'urine par paraly-

sie de la vessie varie suivant l'âge et l'état général
de la santé du malade, suivant la cause qui l'a
produite et la manière dont elle s'est formée.
Cette maladie est ordinairement incurable, si le
malade est un vieillard cacochyme et que la paralysie se soit formée d'une manière insensible. Si
elle a pour cause une affection du cerveau ou de
la moëlle épinière ; elle n'est curable qu'autant
que la maladie primitive dont elle dépend est
elle-même susceptible de guérison. Celle qui se
manifeste dans le cours d'une fièvre de mauvais
caractère se dissipe ordinairement à mesure que
le malade revient à la santé. Si la paralysie s'est
formée tout à coup chez un homme de moyen âge,
et qu'on lui ait administré de bonne heure les secours convenables, on peut espérer une guérison
prompte et facile.

La guérison sera plus difficile à obtenir si la
paralysie s'est formée lentement ; si l'on a beaucoup tardé à demander les secours de l'art ; si,
surtout, le malade est faible, d'une constitution
lymphatique et habituellement valétudinaire.

Traitement.

§ LIX.

Dans toute paralysie de la vessie, quelle qu'en
soit la cause, on doit introduire une sonde le plus

tôt qu'il est possible, afin de prévenir la distension ultérieure de cet organe. Les médecins, qui
n'ont pas de notions assez étendues ou assez
exactes sur les maladies des voies urinaires, ne
manquent pas, dans ce cas de rétention, de baigner le malade, de lui administrer des boissons
diurétiques, mucilagineuses, et de faire appliquer
des cataplasmes émollients sur la région de la vessie ; alors les malades restent ordinairement trois
ou quatre jours sans être sondés, surtout s'ils
urinent un peu par regorgement. La distension
qui résulte de cette accumulation des urines af-
faiblit les fibres musculaires de la vessie et rend
la guérison plus difficile et plus incertaine.

Il ne suffit pas ordinairement de débarrasser la
vessie de l'urine qu'elle contient ; il faut encore
prévenir son développement ultérieur par une
nouvelle accumulation des urines. On remplit
cette seconde indication, en sondant fréquemment
le malade ou en laissant la sonde à demeure dans
la vessie.

Pour pratiquer le cathétérisme dans le cas de
rétention d'urine dont il s'agit, il faut se servir
d'une sonde qui remplisse le canal, sans que cependant, elle y soit gênée (XL). Une sonde plus
petite serait plus difficile à introduire, surtout chez
les vieillards dont la membrane muqueuse, qui tapisse le canal plus lâche, forme des plis capables

d'arrêter une sonde dont le volume ne serait pas suffisant pour les développer.

Lorsqu'on laisse la sonde à demeure dans la vessie, il faut la fixer à la verge avec du coton filé, la tenir bouchée et la renouveler tous les deux, quatre, six, huit ou dix jours, suivant les individus, afin de prévenir qu'il ne se forme des incrustations sur le bout de la sonde qui séjourne dans la vessie.

La sonde suffit ordinairement seule pour guérir la paralysie de la vessie quand elle est susceptible de guérison. Les moyens curatifs dont nous allons parler ne sont qu'accessoires, ils peuvent quelquefois contribuer à la guérison, mais sans le secours de la sonde, leur action serait stérile.

§ LX.

Ces moyens agissent soit en donnant du ton à toute l'économie, soit en redonnant à la vessie celui qu'elle a perdu. Les moyens qui agissent en donnant du ton à toute l'économie sont indiqués, lorsque le malade est faible, soit que cette faiblesse provienne de l'âge, soit qu'elle provienne des excès auxquels le malade s'est livré. Les aliments contenant beaucoup de substance alimentaire sous un petit volume, tels que les viandes faites rôties, le gibier, les gelées de viandes fortement aromatisées par l'osmasone et, à son défaut, par de la ca-

nelle ; les consommés, le vin vieux pour boisson.
Des frictions sèches et aromatiques exercées sur
toutes les parties du corps ; les bains froids, les
bains aromatiques, les bains de mer, les bains et
les douches d'eaux thermales, les eaux gazeuses
et ferrugineuses en boisson, l'usage intérieur des
amers et des aromatiques sous diverses formes ;
l'habitation d'un appartement exposé au levant ou
au midi dans un lieu ou l'air soit vif et sec, un
exercice modéré pris en plein air, soit à pied, soit
à cheval, tels sont les principaux moyens avec
lequels on peut remonter les forces de l'économie
et que l'on peut ainsi faire concourir à la guérison
de la maladie qui nous occupe.

§ LXI.

Les moyens plus directs que l'on emploie pour
rappeler l'action de la vessie, sont l'infusion d'ar-
nica, les boissons aromatiques animées avec la
teinture de cantharides, les diurétiques chauds
comme l'essence de térébenthine dans une infusion
amère, les frictions avec un liniment volatil, ou la
teinture de cantharides avec le baume de Fiora-
venti exercées sur le sacrum et sur la région de la
vessie. Les vésicatoires volants appliqués à la partie postérieure et supérieure du bassin, les applications froides à l'intérieur des cuisses, au périnée, à la région pubienne, et les injections stimu-

lantes faites à froid avec l'eau vulnéraire, l'eau de Balaruc, etc., etc.

Tantôt la paralysie cède à l'usage de la sonde en huit, dix ou quinze jours, quelquefois seulement au bout de deux ou trois mois, mais en général, lorsque quatre, cinq et six mois se sont écoulés, on peut regarder la maladie comme incurable.

§ LXII.

On reconnaît que la vessie reprend sa contractilité, lorsque l'urine commence à couler entre l'urètre et la sonde, et comme il serait possible, dans ce cas même, que la vessie n'eût pas encore récupéré toute son action, après que le malade aura uriné sans sonde, on introduira cet instrument dans la vessie pour s'assurer s'il n'y est pas resté d'urine, et si, conséquemment, sa présence est désormais inutile, ou si elle est encore nécessaire pendant quelque temps.

Si la paralysie est incurable, le malade est obligé de porter habituellement la sonde, on ce qui vaut mieux, d'apprendre à se sonder lui-même et de le faire toutes les fois qu'il a envie d'uriner.

De la rétention d'urine produite par des tumeurs développées dans la vessie ou situées dans les environs de cet organe.

§ LXIII.

Des fongus, des carcinomes, des hydatides

peuvent se développer dans la vessie, et causer la rétention d'urine. Ce n'est ordinairement que lorsque ces tumeurs se forment près du col de la vessie qu'elles produisent cette maladie consécutive.

Causes et diagnostic.

La cause du développement de ces tumeurs est ordinairement inconnue et les symptômes qui annoncent leur présence dans ce viscère, sont presque toujours obscurs, aussi ce n'est guère qu'en procédant par voie d'exclusion que l'on peut parvenir à avoir quelques données positives sur le dignostic de l'espèce de rétention à laquelle elles donnent lieu. Ainsi après s'être assuré que les symptômes qui caractérisent chacune des autres espèces de rétention des urines n'existent pas, on examinera les circonstances commémoratives, la manière dont la rétention est survenue, la nature des douleurs que le malade éprouve dans la région de la vessie, la nature particulière des urines, et surtout on pratiquera avec beaucoup de soins le cathétérisme. Si la sonde rencontre dans la vessie un corps qui résiste, soit à son introduction, soit aux mouvements qu'on lui imprime, sans qu'elle fasse entendre le bruit qui a lieu, lorsqu'on heurte contre un calcul, on peut croire qu'il existe une tumeur; il est probable que la tumeur sera un fongus, si les urines que rend le malade sont souvent mêlées de sang ; si la sonde heurtant contre la tumeur, la fait facilement saigner et transmet à l'opérateur, le sentiment qui résulte de son choc contre un corps mou. Si rien de tout cela n'existe, que le malade éprouve des douleurs lancinantes dans la vessie, et que la sonde frappe contre un corps dur, on peut croire à la présence d'une tumeur squirreuse : cette espèce de tumeur, peut se développer spontanément et ce cas est assez rare ; le plus souvent, elle est consécutive à l'affection cancéreuse de la matrice chez la femme et du rectum chez l'homme. On ne peut assurer que la tumeur est formée par des hydatides que lorsque les urines en ont entraîné au ehors.

Pronostic.

Le pronostic de la rétention produite par les tumeurs dont nous venons de parler est toujours fâcheux, parce que la cause qui la détermine n'est pas susceptible d'être détruite par aucun des moyens connus.

Traitement.

En conséquence, le traitement ne peut qu'être palliatif, et l'on est réduit à la triste nécessité de ne s'occuper que des deux indications suivantes ; savoir : de calmer les douleurs s'il en existe, et de

donner issue aux urines au moyen de la sonde ;
cet instrument est le moyen sur lequel on doit le
plus compter, pour prolonger la triste existence
des malades ; et si la tumeur est située près du col
de la vessie, il faut se hâter de placer à demeure
une sonde de gomme élastique, afin de prévenir le
moment où le développement ultérieur de la maladie, ne permettrait plus d'user de cette ressource.

Lorsque la rétention d'urine est produite par une
tumeur développée dans les environs de la vessie,
c'est ordinairement en comprimant le col de cet
organe, qu'elle empêche l'excrétion des urines,
dans ce cas, on ne peut espérer de guérison qu'autant que la tumeur est susceptible d'être attaquée et
détruite par une opération ou de céder aux efforts
salutaires de la nature. Telles sont par exemple, les tumeurs produites par l'inflammation des
parties qui avoisinent le col de la vessie, par une
collection de pus dans ces mêmes parties, par des
matières fécales accumulées dans l'intestin rectum,
par le sang des règles retenu dans le vagin chez
les filles imperforées, etc.

De la rétention d'urine produite par l'ulcère de la vessie.

§ LXIV.

Il n'est, pour l'ordinaire, rien de plus obscur

que les causes et la nature des ulcères qui se forment dans la vessie. Les auteurs placent au nombre de ces causes le séjour prolongé des pierres murales, celui des urines dans des replis ou des poches des parois de la vessie, suite ordinaire de certaines hypertrophies de la glande prostate ; l'action du virus gonorrhéique chez les malades qui ont été atteints plusieurs fois de gonorrhées violentes ; la dégénération des tumeurs cancéreuses , et, nous croyons pouvoir ajouter, l'action du vice vénérien et plus souvent encore celle du vice herpétique.

Diagnostic.

Le jet des urines diminue peu à peu, leur émission est précédée, accompagnée et surtout suivie de douleurs plus ou moins vives, elles sortent ordinairement louches, ne s'éclaircissent pas, déposent une matière véritablement purulente et exhalent une odeur fade et fétide très prononcée. Si la maladie est déjà avancée, le malade ne peut plus uriner qu'en se servant de la sonde, il éprouve des douleurs très vives toutes les fois qu'il veut se passer de son secours, et la vessie ne peut plus se vider entièrement. Bientôt la fièvre hectique survient et la face du malade, habituellement grippée, annonce et son état de souffrance et la gravité de sa maladie.

Pronostic.

Le *pronostic* doit varier suivant la cause que l'on présume avoir produit l'ulcère et le temps où il a commencé à se former. Si la cause est destructible et que la maladie ne soit pas trop ancienne, on peut espérer en obtenir la guérison , mais dans les cas contraires, le malade est voué à une mort certaine, et c'est malheureusement le cas le plus ordinaire.

Traitement.

Si un examen attentif des circonstances commémoratives et de l'état actuel de la maladie peut en faire reconnaître la cause, il faut l'attaquer et la détruire par les moyens convenables, en même temps que l'on s'attachera à pallier localement et les douleurs et les autres symptômes qui caractérisent la maladie ; ainsi on emploiera utilement les bains et les demi-bains émollients, l'application des sangsues au périnée ; les boissons mucilagineuses, telles que l'infusion de graines de lin, de mauve, de guimauve, des bourgeons de sapin, de l'uva-ursi, de la donadille, de la pariétaire, des queues de cerises ; la décoction de chiendent, les eaux minérales de Seltz, de Spa, de Contrexeville, les Eaux-Bonnes et celles de Schâle en Savoie, coupées avec parties égales de lait ; l'eau de chaux coupée avec deux ou trois parties de lait. L'application des vésicatoires à l'intérieur des cuisses a été fort utile dans quelques cas, et comme ce moyen ne peut jamais être nuisible, nous pensons qu'on doit toujours l'employer. Si le malade a quelqu'habitude que l'on soupçonne propre à entretenir la maladie, il faut lui faire sur le champ abandonner cette habitude ; ainsi nous avons sous les yeux l'exemple d'un malade qui présentait à un haut degré tous les symptômes d'un ulcère à la vessie, ulcère qui fut jugé incurable par deux habiles praticiens, et cependant il a suffi, pour le guérir, de faire cesser l'habitude de fumer.

Les injections émollientes et narcotiques dans la vessie, concourront d'une manière utile au soulagement du malade, mais il faudra avoir soin de n'injecter à la fois qu'une petite quantité de liquide afin de ne pas provoquer de douleurs en distendant ce viscère. Un régime doux dont la base serait la diète blanche doit faire partie du traitement.

De la rétention d'urine par déplacement de la matrice, du vagin ou du rectum.

La rétention d'urine peut aussi être produite par le déplacement de la matrice, du vagin ou du rectum ; cette maladie n'est alors qu'un symptôme accidentel d'une autre affection qu'il faut combattre par les moyens convenables, et l'on remplit l'indi-

cation urgente en sondant le malade. Comme dans
ces différents cas, il n'est pas toujours facile d'introduire la sonde, il faut quelquefois essayer successivement la sonde d'argent et celle de gomme
élastique que l'on introduit sans mandrin en lui
faisant exécuter des mouvements en vrille. On
réussit ordinairement mieux à sonder avec une
sonde courbe qu'avec une sonde droite. Si c'est
la rétroversion de la matrice qui produit la rétention, il faut, pour introduire la sonde, avoir soin de
tourner sa concavité vers le pubis tandis que dans
les renversements de cet organe, on doit la diriger
vers l'anus. La direction que prend le col de la
vessie dans ces différentes circonstances rend suffisamment raison de la nécessité d'opérer comme
nous venons de le dire.

De la rétention d'urine par hernie de la vessie.

§ LXV.

La vessie située dans le petit bassin, derrière
les os pubis, au-dessus du rectum chez l'homme et
de la matrice chez la femme, unie par ses côtés
antérieurs latéraux et inférieurs aux parties environnantes par du tissu cellulaire, libre seulement
en arrière où elle est recouverte par le péritoine,
la vessie, disons-nous, ne paraît guère susceptible

de former hernie, cependant il en existe des exemples incontestables.

Cette hernie peut avoir lieu par l'anneau inguinal, par l'arcade crurale et par le périnée chez l'homme, et le vagin chez la femme. Quand elle est inguinale, et qu'elle commence, la partie antérieure de la vessie s'engage dans l'anneau et y forme une petite tumeur convexe qui entre et sort alternativement suivant l'attitude que prend le malade, qui disparaît par la compression et dans l'état de vacuité de la vessie ; avec le temps, cette hernie abandonnée à elle-même fait des progrès, la vessie s'allonge et forme bientôt une véritable poche qui accompagne le cordon des vaisseaux spermatiques auquel elle adhère en avant. Les femmes ne sont point exposées à cette espèce de hernie ; l'étroitesse de leur anneau inguinal et la forme oblongue transversalement de leur vessie, sont les raisons anatomiques qui en démontrent l'impossibilité.

On trouve dans le second volume des mémoires de l'académie de chirurgie, un grand nombre d'observations de la rétention des urines produite par la hernie de la vessie. Dans ce déplacement, son bas fond et son col, entraînés par la portion de ce viscère qui forme hernie, allongent le commencement de l'urètre, le recourbent en le pressant contre la symphise du pubis et diminuent ainsi le

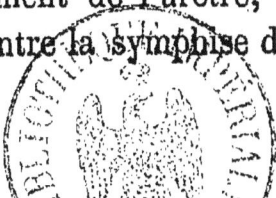

calibre de ce canal, ou même le ferment entièrement. Pour que cette hernie se forme ainsi que
celle de l'arcade crurale, il faut que la vessie, développée par les urines, s'élève au-dessus du petit
bassin, cette circonstance est absolument nécessaire à sa formation.

La partie antérieure de la vessie qui est dépour-
vue de péritoine, correspondant, dans l'état de
plénitude de cet organe, à la partie antérieure,
inférieure de l'abdomen au-dessus du pubis, est la
première qui s'offre à l'ouverture de l'anneau ou
de l'aine pour former une hernie sans sac ; mais à
mesure que la tumeur fait des progrès, la vessie,
pénétrant de plus en plus dans l'ouverture, entraîne bientôt avec elle le péritoine qui tapisse sa
face postérieure et celui qui lui est continu. Alors
ordinairement une anse intestinale vient remplir
la poche que le péritoine forme derrière la vessie.

Diagnostic.

Lorsque la rétention d'urine produite par la
hernie de la vessie est complète, elle offre les symptômes propres à la même maladie quand elle dépend de la paralysie de cet organe, et l'on remarque de plus, dans l'endroit où est la hernie, une
tumeur plus ou moins volumineuse, molle, oblongue, sans changement de couleur à la peau, peu
ou point sensible au toucher, avec une fluctuation

tantôt sourde et tantôt manifeste ; tumeur qui,
lorsqu'on la comprime, augmente l'envie d'uriner,
et disparait dès qu'on a donné issue aux urines, au
moyen de la sonde. La tumeur herniaire paraît
alors formée de membranes épaisses, mobiles sous
les doigts, difficiles ou impossibles à réduire. Mais
il est rare que cette espèce de rétention soit complète, elle n'a ordinairement lieu que dans la partie de la vessie qui forme hernie. Dans ce dernier
cas, si l'ouverture de communication entre les deux
portions de la vessie est libre, la tumeur est indo-
lente ; elle augmente lorsque le malade rend les
urines contenues dans l'autre portion de la vessie,
et l'émission de ce liquide est aussitôt suivie de
nouvelles envies d'uriner que l'on peut du reste
provoquer à volonté, en comprimant la hernie
toutes les fois que son volume indique la présence
du liquide urinaire dans la partie de vessie située
hors de l'abdomen.

Pronostic et traitement.

Cette espèce de rétention est rarement dangereuse. La première indication qu'elle présente est
de donner issue aux urines au moyen de la sonde.
La seconde est de réduire la portion de vessie qui
forme hernie et de la maintenir réduite au moyen
d'un bandage, ou de la soutenir avec un suspensoir si elle n'est pas réductible ; enfin si la réten-

tion est avec étranglement, de sorte que l'urine
contenue dans la tumeur herniaire ne puisse pas
passer dans le bassin, et que le séjour des urines
dans cette partie de la vessie détermine des accidents, il faut mettre la tumeur herniaire à découvert, débrider l'étranglement et en faire la
réduction. Si des adhérences fortes ou multipliées,
difficiles à détruire, s'opposaient à la réduction,
on se bornerait à pratiquer la ponction de la vessie avec le trois quarts ordinaire.

De la rétention d'urine occasionnée par des corps étrangers.

§ LXVI.

Les corps étrangers qui produisent la rétention
d'urine peuvent exister dans le corps de la vessie,
dans son col ou dans le canal de l'urètre. Ces
corps peuvent venir du dehors ou s'être formés
dans les voies urinaires.

§ LXVII.

Les calculs sont une des causes les plus fréquentes de la rétention d'urine ; cependant il est rare
qu'ils produisent une rétention complète ; si le
calcul existe dans la vessie et qu'il soit mobile, et
d'un petit volume, il arrive souvent, qu'entraîné par
le flot des urines vers le col de cet organe, il en bouche plus ou moins complètement l'ouverture et s'op-

pose à leur sortie : alors le malade, toujours pressé par le besoin d'uriner, exécute quelques légers mouvements qui suffisent ordinairement pour déplacer le calcul et faciliter le cours des urines. Si le calcul était volumineux et placé près du col de la vessie, il rendrait l'excrétion des urines longue et difficile ; il pourrait même produire une rétention complète. L'introduction de la sonde avec laquelle on repousserait ce corps étranger, est le seul moyen palliatif que l'on doive employer en pareille circonstance. Les boissons diurétiques aggraveraient l'état du malade, mais si le calcul était immobile et placé près du col de la vessie, de manière à gêner ou intercepter le cours des urines et à empêcher la sonde de pénétrer dans la cavité de ce viscère, il n'y aurait aucun moyen de soulager le malade, il faudrait nécessairement recourir à l'opération de la taille ou à la lithotriptie.

Un calcul d'un petit volume peut s'engager dans le col de la vessie, s'y arrêter ou passer dans le canal de l'urètre et y produire la rétention d'urine. Si le calcul engagé dans le col de la vessie en bouche exactement le conduit, la rétention est complète ; dans le cas contraire, il en résulte une incontinence d'urine, parce que la présence du corps étranger empêche le col de la vessie de se fermer sur le liquide qui arrive dans cet organe. Si le calcul existe dans le canal de l'urètre, il produit

6.

toujours une rétention d'urine plus ou moins complète ; quelquefois les urines se creusent un sillon
sur le calcul, et dans tous les cas, si ce corps étranger séjourne quelque temps dans le canal, les
urines, poussées avec plus ou moins de force, trouvant une résistance à leur cours, agissent contre
les parois de l'urètre qu'elles dilatent et forment
ainsi une véritable poche derrière le calcul.

Les corps étrangers venus du dehors, de même
que les calculs, produisent la rétention d'urine
d'une manière purement mécanique. Ces corps
étrangers peuvent être de diverses natures ; mais
ordinairement ce sont des sondes ou des bougies
que l'on a négligé de fixer ou qui se sont rompues,
soit dans l'urètre, soit dans la vessie.

Diagnostic.

§ LXVIII.

La rétention d'urine produite par la présence
des corps étrangers, se reconnaît aux circonstances
commémoratives, aux symptômes que le malade
éprouve et surtout à la sensation particulière que
l'on perçoit, lorsqu'en sondant le malade avec
une sonde d'argent, cet instrument frappe ou
glisse sur le corps étranger : ce dernier signe est
même le seul vraiment caractéristique de l'espèce
de rétention qui nous occupe.

Quoique ce soit, en quelque sorte, nous écarter du plan que nous nous sommes proposé de suivre que d'exposer les symptômes qui indiquent la présence d'un ou de plusieurs calculs dans la vessie, cependant, comme nous pouvons regarder cette maladie comme formant une espèce particulière de la rétention d'urine; considérant, d'autre part, que faute d'attention, ou de connaissances assez étendues sur les maladies des voies urinaires, on confond souvent l'affection calculeuse avec d'autres maladies, et que le malade lui-même cherche ordinairement à se tromper, écarte toute idée relative à l'existence de cette affection, et accueille avec empressement tous les avis dictés par l'ignorance ou le charlatanisme pourvu qu'ils flattent son illusion; nous croyons devoir en parler ici d'une manière suffisamment étendue pour que le médecin retrouve dans la description des symptômes, un tableau fidèle des connaissances acquises jusqu'à ce jour, sur l'affection calculeuse, et que le malade qui en est atteint, ne reste pas dans une fâcheuse sécurité, ou ne perde pas un temps précieux à faire des médications insignifiantes, au lieu de recourir au seul moyen curatif qui existe; nous voulons dire l'opération de la taille ou le brisement de la pierre.

Quelle que soit la cause qui a déterminé la formation d'un calcul dans la vessie, qu'il soit venu

du rein, qu'un corps étranger introduit dans la
vessie en ait déterminé la formation et en soit le
noyau, ou qu'il se soit formé, spontanément dans
la vessie même, des matières litiques contenues
dans les urines, sa présence dans cet organe produit à peu près les mêmes phénomènes. Les diffé-
rences que l'on remarque ne tiennent qu'à la forme
du calcul, à la nature de sa surface, à sa position,
à son volume, à son état de mobilité ou d'immo-
bilité et au degré plus ou moins grand de sensibilité dont jouit la vessie.

§ LXIX.

Les calculs contenus dans la vessie agissent sur
cet organe d'une manière purement mécanique, si
le calcul est immobile, s'il est peu volumineux, si
sa surface est lisse il peut exister dans ce viscère,
sans produire aucun symptôme particulier ; mais
s'il est mobile et surtout si sa surface est hérissée
d'aspérités, il ne tarde pas à manifester son existence par divers symptômes dont quelques-uns lui
sont communs avec d'autres maladies.

La douleur est un des premiers symptômes par
lesquelles une pierre contenue dans la vessie
manifeste sa présence. Cependant, ce symptôme
manque quelquefois; des calculeux portent des
pierres, même volumineuses, pendant plusieurs
années, sans ressentir aucune espèce de douleur.

Les douleurs produites par un calcul contenu dans la vessie varient d'intensité suivant la sensibilité du malade, la forme de la pierre et la nature de sa surface. Si la forme est irrégulière, anguleuse, si la surface est hérissée de pointes, les douleurs sont plus vives que lorsque la forme est régulière, arrondie et que la surface est lisse. Ces douleurs se calment ordinairement par le repos, se renouvellent par le mouvement et augmentent par l'exercice à pied, à cheval ou en voiture, surtout si le sol est inégal ; elles sont accompagnées d'un sentiment de pesanteur au périnée, de stupeur et d'engourdissement aux cuisses.

La douleur augmente par degré, à mesure que le calcul devient plus voluminenx ; elle est surtout très vive quand le malade a rendu ses urines ; elle provoque alors des envies d'uriner, une sorte de ténesme de vessie. Les souffrances que certains malades éprouvent sont si vives, qu'ils sont dans une agitation continuelle, se croisent souvent les cuisses et marchent les jambes écartées. Plusieurs croient sentir dans le rectum un corps dur qui leur cause des ténesmes et détermine souvent des hémorroïdes chez l'adulte et le vieillard, et la chute du rectum chez les enfants. Presque tous sont tourmentés par des érections involontaires qu'ils provoquent en se tirant le prépuce et s'allongeant la verge, à l'extrémité de laquelle ils éprouvent un chatouillement, une sorte de dé-mangeaison insupportable.

L'excrétion des urines subit divers dérange-ments. Quelquefois l'urine, qui sort à plein canal, se trouve tout à coup arrêtée par le calcul qui se porte au devant du col de la vessie ; le malade fait des efforts pour uriner ; les douleurs qu'il res-sent le déterminent à faire des contorsions, et, dans les mouvements qu'il exécute, la pierre se déplaçant, l'urine peut de nouveau s'évacuer.

Les urines que le malade rend sont ordinaire-ment chargées d'une assez grande quantité de mucosités dont la secrétion est augmentée par l'irritation que produit le calcul.

Dans les commencements de la maladie, il semble que la vessie, qui n'est point encore habi-tuée au contact du corps étranger, se déchire faci-lement et fournit ainsi le sang qui se mêle de temps en temps aux urines. Par la suite, la mem-brane muqueuse de cet organe s'habituant au con-tact de ce corps, le sang cesse de couler ou ne coule que lorsque le malade éprouve quelques fortes secousses.

§ LXX.

Tous les symptômes que nous venons d'exposer, qnoique existants réunis chez le même individu, ne sont point encore suffisants pour faire croire à la présence d'une pierre dans la vessie : car ces mêmes symptômes appartiennent aussi à d'autres maladies : le seul signe caractéristique de l'affection calculeuse s'acquiert au moyen de la sonde.

Toutes les fois que, par les circonstances commémoratives et par la réunion des divers symtômes dont nous venons de parler, on a de fortes présomptions sur l'existence d'un calcul, on doit, avant de rien affirmer, introduire une sonde dans la vessie et l'explorer dans tous les sens. Pour cela, on se sert d'une sonde d'argent ou d'un catheter d'argent ou d'acier. La sonde à une seule courbure doit être préférée, ou, si l'on se sert d'une sonde à deux courbures, il faut que celle du pavillon soit très légère. La sonde, introduite comme nous l'avons dit, et son pavillon étant exactement fermé avec un bouchon ou avec le pouce, on la tourne en divers sens dans la cavité de la vessie jusqu'à ce qu'on ait rencontré le calcul ou que l'on se soit assuré qu'il n'en existe aucun. Il est des calculs que l'on rencontre facilement la première fois que l'on explore la vessie ; mais il en est d'autres qui sont très difficiles à trouver et qui nécessitent des perquisitions réitérées qui doivent être faites en plaçant le malade dans diverses positions. On reconnaît la présence d'un calcul à la résistance qu'il oppose à la sonde et au bruit manifeste qui résulte du choc de l'instrument contre le corps étranger.

§ LXXI.

Lorsqu'on doit sonder un malade pour explorer l'état de la vessie et s'assurer si elle ne contient pas quelque corps étranger, il faut, avant de pratiquer cette opération, ordonner au malade de retenir ses urines, afin que, par leur présence, la vessie, étant bien développée, ne fasse aucun repli capable de cacher le corps étranger et de le dérober ainsi aux recherches de l'opérateur, ou d'en imposer pour le corps étranger lui-même, et faire croire à sa présence, quand, en effet, il n'en existe aucun.

Les colonnes charnues de la vessie, espèces de brides que l'on voit à l'intérieur de cet organe, et qui sont surtout prononcées chez les personnes affectées d'un catarrhe vésical, en offrant de la résistance aux mouvements de la sonde, peuvent en imposer pour un calcul. Cette résistance peut avoir lieu dans deux cas, savoir : 1° ou lorsque, enfonçant la sonde dans la vessie, on heurte contre ces colonnes en relevant le bec de l'instrument, ou en faisant mouvoir la sonde dans la cavité de ce viscère. Ce dernier cas est le plus ordinaire, parce que les colonnes dont il s'agit sont plus nombreuses sur les côtés que vers le fond de la vessie ; mais il est essentiel de remarquer que la résistance que la sonde éprouve dans cette circonstance, n'est pas, comme celle que le calcul offre, accompagnée d'un bruit particulier résultant du choc de l'instrument contre l'obstacle. Néanmoins, lorsqu'on n'a pas soin de bien boucher la sonde, l'entrée et la sortie de l'air dans l'ouverture de son pavillon peut simuler le choc, par le bruit qu'il fait entendre dans les mouvements en avant et en arrière qu'on fait exécuter à la sonde. Il en serait de même, s'il y avait une tumeur dans la vessie. Les matières fécales accumulées dans le rectum peuvent aussi en imposer pour un calcul, surtout si le rectum et la vessie sont paralysés ou ne jouissent que d'une action très-faible. On trouve dans les Mémoires de l'Académie l'observation d'un homme, dont le fond de la vessie, enfoncé dans la cavité de l'organe, formait vers l'abdomen une cavité conique qui renfermait des intestins. On sentait la tumeur avec la sonde ; le malade avait des envies fréquentes d'uriner et urinait difficilement. On le crut affecté de la pierre ; cependant les signes n'en étant pas très-certains, on différa l'opération. Sur ces entrefaites, le malade mourut d'une autre maladie, et l'inspection anatomique des parties prouva qu'il n'existait pas de calcul dans la vessie.

Parmi les corps étrangers qui peuvent produire la rétention d'urine, on doit compter les caillots de sang comme une cause assez fréquente de cette maladie. Ce sang vient tantôt des reins, tantôt de la vessie, quelquefois même de l'urètre, d'où il reflue dans ce viscère. L'écoulement du sang par la verge, les urines sanguinolantes qui ont précédé immédiatement la rétention d'urine, sont des indices suffisants pour faire croire que les urines sont arrêtées par des caillots de saug qui bouchent le col de la vessie ; mais on n'en acquiert la certitude que par l'introduction de la sonde. Si le sang coagulé était trop épais pour sortir au moyen de la sonde, il faudrait le délayer en faisant des injections d'eau tiède dans la vessie.

Pronostic

Le pronostic de la rétention d'urine produite par les corps étrangers, varie suivant la nature du corps, sa consistance, sa forme, son volume et la partie des voies urinaires qu'il occupe. Il est plus fâcheux quand le corps étranger est contenu dans la vessie que lorsqu'il existe dans le canal de l'urètre, lorsqu'il est volumineux et enkisté que lorsqu'il est petit et mobile, lorsqu'il y en plusieurs que lorsqu'il n'en existe qu'un seul. L'état particulier dans lequel se trouve la vessie et l'état général de la santé du malade, son tempérament,

son âge, son sexe, la durée plus ou moins prolongée de ses souffrances, sont autant de circonstances qui doivent être prises en considération
quand on doit porter le pronostic de la rétention
d'urine dont il s'agit.

Traitement.

§ LXXII.

Le traitement que l'on emploie pour combattre
la rétention d'urine, produite par les corps étrangers, consiste à donner issue aux urines avec la
sonde et à extraire le corps étranger. Cette extraction du corps étranger se fait de deux manières.
Si c'est un bout de bougie, ou de sonde, ou un
autre corps analogue qui produit la rétention, il
faut chercher à l'extraire avec la pince à gaine de
Hunter, si ce corps est dans le canal de l'urètre ;
et avec la sonde de Dessault, faite à l'instar de la
pince de Hunter, si ce corps est dans la vessie ; si
l'on ne peut y parvenir, il faut, dans le premier
cas, faire sur le calcul même, une incision longi-
tudinale au canal de l'urètre, et, dans le second,
pratiquer l'opération de la taille ou de la lithotritie. L'une ou l'autre de ces opérations seule,
convient quand le corps étranger existant dans la
vessie est un calcul un peu volumineux. Si le calcul existait dans le canal de l'urètre, on pourrait,

avant d'en venir à l'incision, essayer de dilater ce
canal au moyen de bougies dont on augmenterait
successivement la grosseur ; on pourrait tenter le
même moyen, si la pierre était engagée dans le
col de la vessie. Si ce mode de traitement échouait,
ce qui est assez ordinaire, on se déterminerait
alors à inciser l'urètre, comme nous venons de le
dire, et après avoir fait l'extraction du calcul, on
introduirait une sonde de gomme élastique dans la
vessie, et on la laisserait à demeure, jusqu'à ce que
la plaie du canal soit cicatrisée. Lorsque le calcul
contenu dans la vessie est peu volumiueux et qu'on
peut espérer de le faire sortir de cet organe, sans
recourir à l'opération de la taille, il faut chercher
à dilater le col de la vessie, au moyen des bougies
ou des sondes que l'on emploie successivement en
en augmentant le volume ou diamètre, comme nous
l'avons dit plus haut, pour le canal de l'urètre ;
mais ce moyen qui réussit si bien chez les femmes,
a rarement du succès chez l'homme ; la texture de
l'urètre et l'organisation du col de la vessie dans
l'un et l'autre sexe rendent suffisamment raison
de cette différence.

DE L'OPÉRATION DE LA TAILLE ET DE LA LITHOTRITIE.

§ LXXIII.

Quand, par les moyens que nous venons d'indiquer, on ne peut parvenir à extraire le calcul, soit du col de la vessie, lorsqu'il y est engagé ou formé, soit de la cavité même de cet organe, cas qui se rencontre très fréquemment dans la pratique, il faut se déterminer à pratiquer l'opération de la taille ou la lithotritie, seules ressources qui restent pour obtenir la guérison du malade.

De l'opération de la taille ou lithotomie.

Il y a deux manières de pratiquer l'opération de la taille ; l'une que l'on désigne sous les noms de bas appareil, petit appareil, grand appareil latéralisé ; et l'autre que l'on connait sous le nom de haut appareil.

Nous savons que ces diverses désignations n'ont point un sens identique et servent à indiquer des procédés qui diffèrent entre eux ; mais comme on les confond ordinairement dans le langage vulgaire, nous avons cru devoir les réunir et désigner indifféremment par l'une ou l'autre de ces expressions, l'appareil latéralisé et le haut appareil pro-

prement dit, seuls procédés que l'on suive aujour-
d'hui d'une manière générale, et qui cependant
cèderont peut-être bientôt leur prééminence à la
taille recto-vésicale créée par Jules des Romains,
renouvelée et perfectionnée par le docteur Sanson,
exécutée avec succès par les professeurs Dupuy-
tren et Cava Berlinghieri (1)

Lorsqu'on pratique l'opération en suivant la
première méthode, on extrait le corps étranger
par une incision faite au périnée, à l'urètre et au
col de la vessie ; et lorsqu'on suit la seconde, on
l'extrait par une incision que l'on fait aux téguments qui recouvrent la partie antérieure de la
vessie, au dessus du pubis et au corps de cet organe. La première méthode est généralement
suivie dans tous les cas où le corps étranger n'a
pas un volume trop considérable; dans les cas contraires, la seconde méthode peut seule convenir, et
c'est pour ces cas extraordinaires, que la plupart
des pratriciens la réservent exclusivement

L'opération de la taille étant, parmi les grandes
opérations, une de celles qui porte le plus de
trouble dans l'économie, il est essentiel, avant de
la pratiquer, de faire subir aux malades les préparations qui peuvent en assurer le succès. Comme

---

(1) Voyez *Mémoire sur les moyens de parvenir à la vessie
par le rectum.* — Paris, 1821. Broch. in-8o. Chez Bréchet
jeune, place de l'École-de-Médecine.

on est ordinairement maître de faire choix du
temps, on devra préférer, dans notre climat, le
printemps après l'équinoxe et l'été jusqu'à l'équinoxe, à moins qu'il ne règne une épidemie, car,
dans ce cas, il faut attendre qu'elle ait disparu ; il
en est de même, pour les saisons où, dans certains
pays, il règne des maladies endémiques ; il faudrait
également différer l'opération, si le malade était
sujet à quelque maladie périodique dont il serait
actuellement affecté, ou dont la saison ponrrait
favoriser le développement. La chambre du malade devra être exposée, au levant ou au midi et
bien aérée. Le lit sera mollet, sans cependant être
trop mou, conséquemment, s'il y a un lit de plume,
on devra, au moins, le couvrir d'un matelas ; le
nombre et la nature des couvertures, seront pro-
portionnés à la température extérieure et aux habitudes du malade.

Les préparations qu'il est utile de faire subir au
malade, doivent tendre à le mettre dans un état
tel, que l'opération porte le moins de trouble possible dans l'économie, et que les accidents consécutifs qui sont à craindre, ne puissent pas facilement se produire. Or, cet état nous paraît devoir
exister dans une situation moyenne entre la force
et la faiblesse, situation qui comporte dans l'organisation une mobilité telle, qu'elle peut facilement se mouler à l'influence que l'opération exerce

sur l'économie, sans que l'harmonie des fonctions
en soit troublée d'une manière fâcheuse et qui,
conséquemment, laisse peu à craindre les accidents consécutifs dont les plus graves résultent,
presque toujours, du trouble général qu'a produit
l'opération.

Pour parvenir à ce résultat, la conduite à tenir
doit varier suivant le tempérament et l'état général de la constitution du malade. S'il est d'un tempérament sanguin et d'une forte constitution, les
saignées, les bains, les boissons délayantes et la
diète seront indiqués. Les bains, les boissons
douces, comme l'eau de poulet, une nourriture à
la fois substantielle et peu excitante conviendront
si le malade est d'un tempérament nerveux et
d'une constitution faible. L'état actuel de la santé
du malade doit aussi déterminer l'opérateur, soit
à procéder immédiatement à l'opération, soit à la
retarder de quelques jours pour remplir des indications préalables. Ainsi dans les cas où les symptômes d'un embarra gastrique ou intéstinal existe-
raient, il faudrait tenir le malade à une diète plus
ou moins sévère et à l'usage de boissons délayantes, telles que la décoction légère de chicorée sau-
vage, de chiendent, la limonade, l'orangeade, etc.
Si ces moyens continués pendant plusieurs jours
étaient insuffisants, on aurait recours à l'usage des
vomitifs et des sels neutres comme purgatifs.

Dans tous les cas, quels que soient le tempérament et la constitution du malade, on doit faire la plus grande attention à son état moral ; toutes les affections tristes doivent être écartées avec soin et s'il est frappé de l'idée qu'il succombera à l'opération, il ne faut l'entreprendre que lorsque par des conversations habilement conduites on sera parvenu à détruire cette idée facheuse ou du moins à tellement l'affaiblir, qu'elle ne se présente plus que dans une sorte de vague. Ce précepte est beaucoup plus important que l'on ne pense, et il faut en tenir compte, non-seulement avant, mais encore après l'opération, jusqu'à ce que l'état du malade ne puisse plus laisser la moindre craite pour sa vie.

De l'appareil latéralisé.

§ LXXIV.

Le temps et l'expérience ont sanctionné les avantages de cette méthode qui est généralement suivie aujourd'hui ; elle convient dans tous les cas où le volume présumé de la pierre permet de croire qu'on pourra la retirer avec assez de facilité par le col de la vessie préalablement incisé ; dans le cas contraire, il ne reste de ressource que dans le haut appareil.

Tous les opérateurs de nos jours pratiquent la

taille latérale de la même manière et se servent
en général, des mêmes instruments : un catheter
à plaque et cannelé sur sa convéxité, un bistouri
droit, le lithotame caché du frère Come, ou le
gorgeret de Haukins, perfectionné par Dessault,
un gorgeret ordinaire, le bouton, des tenettes de
diverses dimentions, et dans quelques cas, une
seringue, forment l'ensemble de ces instruments.
Une éponge et de l'eau tiéde, un plumaceau en-
duit de cérat, des bourdonnets de charpie, une
canulle de gomme élastique, une compresse carrée,
et un suspensoir sont les différentes pièces d'appareil qui servent ou peuvent servir au pansement.

§ LXXV.

Manuel de l'opération. — C'est sur une table
garnie d'un matelas double du côté qui doit cor-
respondre à la tête du malade que l'on pratique
l'opération ; cette table doit être longue et étroite,
et placée en face d'une croisée ; le matelas doit
être fixé immobile et garni d'un alaise. On fait
monter le malade sur la table et on le place de
manière qu'étant couché sur le dos, l'os sacrum
corresponde au bord de la table qui est le plus
près de la croisée et vers lequel se place l'opérateur ; deux aides s'emparent de ses jambes et les

fixent en liant ses pieds avec ses mains de manière que la paume de la main embrasse la plante
des pieds. Deux autres aides se placent sur les
côtés du malade pour le maintenir immobile et
aider l'opérateur, soit en tenant le catheter pendant qu'il pratique l'incision du périnée et de
l'urètre, soit en tenant les bourses relevées durant
le cours de l'opération. — Enfin, deux aides doivent être chargés de donner les instruments à
mesure que l'opérateur en a besoin, ainsi que les
diverses pièces d'appareil qui peuvent être néces-
saires au pansement. Les instruments doivent être
placés sur un ou plusieurs plateaux et reconverts
d'un linge, afin d'en dérober la vue au malade.

Incision. — Le malade situé ainsi que nous
venons de le dire, l'opérateur se place entre ses
jambes tenues élevées et écartées, et il introduit
le catheter cannelé avec lequel il s'assure de nouveau de la présence de la pierre.

L'existence du corps étranger étant bien re-
connue, il confie le catheter à un aide qui l'incline
vers l'aine droite du malade, de manière à lui faire
faire un angle droit avec le corps, un autre aide,
ou le même, relève les bourses. Tout étant ainsi
disposé, l'opérateur prend le bistouri comme une
plume à écrire, le plonge au raphé, à la distance
de dix lignes de l'anus et prolonge l'incision obliquement de droite à gauche, en suivant une ligne

moyenne entre l'anus et la tubérosité de l'ischion,
de manière à la terminer au dedans de cette tubérosité (— La profondeur de cette incision doit
varier selon que le malade à plus ou moins d'em-
bonpoint. —) L'incision faite, il porte le doigt indicateur de la main gauche sur le catheter, de
telle sorte que le bord droit de la cannelure se
trouve entre la pulpe du doigt et l'ongle sur lequel
il glisse la pointe du bistouri dans la cannelure, et
l'enfonce en relevant un peu le poignet de manière
à couper l'urètre dans une étendue de cinq à six
lignes ; prenant ensuite le lithotome préalablement
gradué suivant le volume présumé de la pierre, il
le porte dans la cannelure du catheter, et soulevant
celui-ci de la main gauche, il le fait glisser jusque
dans la vessie et retire presque en même temps,
le catheter en relevant les deux instruments contre
le pubis et donnant au lithotome une direction
telle que la lame se trouve parallèle à la plaie externe pratiquée au périnée ; parvenu dans la vessie,
il ouvre l'instrument en pressant la bascule, et il
le retire en suivant un plan horizontal, jusqu'à ce
qu'il soit hors de la vessie : s'il juge que la plaie
extérieure n'est point assez grande pour livrer un
passage facile à la pierre, il l'agrandit en baissant
le poignet de la main qui tient le lithotome. Si, à
à la place du lithotome du frère Come, on se sert
du gorgeret de Haukins, dont le bord droit pré-

sente un tranchant qui règne sur presque toute sa
longueur, l'opérateur saisit cet instrument de la
main droite, en porte le bec dans la plaie de l'urètre sur la cannelure du catheter, et prenant alors
de la main gauche, le manche du catheter, il le
redresse de manière qu'il ne penche ni à droite, ni
à gauche, le ramène à lui en pesant sur le col de
la vessie, pour que le gorgeret pénètre par la partie
la plus large de l'angle que forment les os pubis ;
et fait glisser ce dernier instrument jusque dans
la vessie dont le col est coupé latéralement, ainsi
que la partie membraneuse de l'urètre. Il retire
alors le catheter en le soulevant, en même temps
qu'il presse un peu en bas avec le gorgeret afin de
le dégager, et prenant ce dernier de la main gauche, il s'en sert pour conduire les tenettes dans la
vessie et le retire aussitôt, en suivant la même direction qu'il lui a imprimée en l'introduisant.

Lithotomie chez les femmes.

§ LXXVI.

Les femmes sont bien moins sujettes à la pierre
que les hommes, la nature de leurs urines et surtout la largeur, le peu de longeur de l'urètre et l'absence de la glande prostate expliquent facilement
la raison de cette différence. Chez elles des calculs
d'un certain volume peuvent s'engager dans l'urè-

tre et sortir par les seules ressources de la nature, tandis que ces mêmes calculs, chez l'homme, nécessiteraient impérieusement l'opération. Aussi emploit-on la dilatation lorsqu'il s'agit d'extraire des pierres dont le volume est peu considérable.

Dilatation. La malade située et assujettie comme il a été dit précédemment, un aide écarte les grandes et petites lèvres, l'opérateur introduit par l'urètre jusque dans la vessie, une sonde cannelée mousse, la prend de la main gauche et fait glisser doucement sur sa cannelure un gorgeret conique qui, à raison de sa forme, opère déjà une partie de la dilatation qu'il désire obtenir. Le gorgeret une fois parvenu dans la vessie, il retire la sonde, saisit le manche du gorgeret avec la main gauche, porte le doigt indicateur de la main droite dans sa goutière, en tournant la paume de la main en haut, et fait avancer ce doigt avec beaucoup de lenteur jusqu'au delà du col de la vessie : parvenu dans ce viscère, il substitue au doigt de petites tenettes avec lesquelles il charge la pierre après avoir retiré le gorgeret. Plusieurs autres procédés ont été employés pour produire la dilatation dont il s'agit; mais quelque soit le procédé que l'on suive, cette dilatation est toujours trop forcée pour n'être pas très douloureuse, elle est d'ailleurs souvent insuffisante et sujette à produire l'incontinence d'urine en détruisant le ressort du col de la vessie,

La seule dilatation que nous croyons admissible
est la dilatation graduelle au moyen des canulles
de gomme élastique de différentes grosseurs que
l'on substituerait les unes aux autres. De cette
manière l'urètre et le col de la vessie se dilate-
raient lentement de façon à acquérir une ampleur
assez grande pour permettre l'introduction du
gorgeret ou du bouton et des tenettes, sans perdre
leur ressort, ou du moins s'ils venaient à le perdre,
ce ne serait que momentanément.

Incision. — Elle se pratique chez la femme de
la même manière que chez l'homme. On se sert
pour cela ou d'un bistouri que l'on conduit au
moyen d'une sonde cannelée préalablement placée
dans le canal de l'urètre ou du lithotome du frère
Côme, gradué au numéro 5, que l'on introduit
dans l'urètre en se servant d'un catheter ou même
sans ce conducteur. Que l'on ait recours à l'un ou
à l'autre de ces instruments, l'incision doit être
pratiquée de dedans en dehors et de haut en bas,
au dessus du vagin, entre la branche de l'ichion
et celle du pubis de manière à éviter le vagin. Si
cette incision n'est pas suffisante pour permettre
la sortie de la pierre, on en fait une semblable du
côté opposé et à l'aide d'un gorgeret, on porte des
tenettes dans la vessie et l'on charge la pierre.

Il arrive quelquefois que la partie postérieure
de la vessie, entraînée par le poids des pierres

qu'elle contient, a déplacé le vagin et se porte au dehors, dans ce cas, il faut pratiquer l'incision sur la tumeur qu'elle forme et en extraire les corps étrangers. De même, si une pierre par son séjour prolongé dans la vessie causait une ulcération de la parois de cet organe, et qu'elle pénétrât dans le vagin, il conviendrait à l'exemple de Fabrice, de Hilden, d'agrandir l'ulcère avec le bistonri et d'extraire la pierre par le vagin. La vessie contenant des calculs, peut aussi être entraînée au dehors par une chute de matrice ; ce cas rentre dans le premier dont nous venons de parler et nécessite le même traitement.

LXXVII.

Extraction de la pierre. — Cette partie de l'opération de la taille est souvent la plus difficile pour l'opérateur, et la plus pénible pour le malade; on doit la pratiquer immédiatement aprés l'incision, à moins que le malade ne soit pris de spasmes, ou qu'il ne survienne une hémorragie qu'il ne serait pas possible d'arrêter en liant l'artère, ou en faisant poser le doigt d'un aide sur son ouverture. Ces deux cas exceptés, l'extraction de la pierre doit toujours être faite sur le champ.

La forme, le volume de la pierre, sa dureté ou sa friabilité, sa disposition mobile ou immobile,

sont autant de circonstances qui rendent l'extraction plus ou moins difficile? Quelquefois au lieu
d'un seul calcul, il y en a plusieurs ; dans ce cas,
comme ils sont, en général, moins volumineux,
l'extraction en est plus facile, mais souvent aussi
l'introduction réitérée des tenettes à laquelle on
est obligé d'avoir recours, fatigue beaucoup les
malades.

Manuel. — Dans le cas où l'on s'est servi du
lithotome, aussitôt qu'on l'a retiré, on introduit
doucement dans la plaie le doigt index de la
main gauche, avec lequel on reconnaît l'étendue
de l'incision du col de la vessie ; souvent ce doigt
doit servir de conducteur aux tenettes, et dans le
cas où il serait insuffisant, à raison de l'épaisseur
du périnée et de l'état de la glande prostate, on
s'en servirait pour guider le gorgeret dans la concavité duquel on fait ensuite glisser les tenettes.
Le gorgeret introduit, on en saisit le manche avec
la main gauche, de la main droite, on prend les
tenettes par leur manche en opposant le pouce aux
trois derniers doigts, et allongeant l'index sur
l'instrument, on les porte sur le gorgeret, ou le
long du doigt index de la main gauche, en tenant
les branches horizontalement, et on les dirige
d'avant en arrière et de bas en haut. Si au lieu du
gorgeret on se sert du bonton, après avoir introduit cet instrument dans la vessie de manière que

sa crête ou sa vive arête soit tournée en haut, on fait glisser la tenette sur l'arête ; une fois qu'elle est parvenue dans la vessie, on fait faire aux instruments un demi tour à gauche, au moyen duquel le gorgeret ou le bouton devient supérieur à la tenette, et peut être ôté avec plus de facilité. Une fois la tenette introduite, on en saisit les branches séparément avec les deux mains, en les tenant rapprochées ; on reconnaît la position du corps étranger qui, pour l'ordinaire, occupe le bas fond de la vessie, et dès qu'on l'a rencontré, on écarte les branches de l'instrument et l'on fait en sorte de placer un des mors ou cuilliers au-dessous de la pierre et l'autre au-dessus, puis on les rapproche pour saisir la pierre. Une fois qu'elle est saisie, si le degré d'écartement des branches de la tenette est médiocre, on les prend avec la main droite en plaçant un ou deux doigts entr'elles, afin d'empêcher qu'elles ne se rapprochent trop, et que les mors ne brisent la pierre, disposant ensuite la tenette de manière qu'un de ses mors soit en haut et l'autre en bas, on la tire en appuyant sur le rectum, et en lui faisant faire de légers mouvements de bascule, en haut et en bas, pour dégager les mors l'un après l'autre.

Si après avoir saisi le corps étranger, les branches de l'instrument présentent un grand écartement, il est à craindre que le volume de ce corps, ne soit excessif ; mais il est possible aussi que cet écartement vienne de ce qu'on a saisi la pierre par son plus grand diamètre ; il faut alors l'abandonner pour la charger dans un autre sens, ou la repousser avec l'extrémité du bouton pour en changer la position.

Quelquefois la pierre étant petite, semble fuir devant la tenette, ou s'échappe des mors après avoir été saisie ; il faut, dans ce cas, employer une tenette moins forte ou une tenette en forme de bec de canne. Dans d'autres circonstances, la pierre, quoique facile à trouver, ne peut être saisie, parce qu'elle est profondément engagée dans le bas fond de la vessie ; on est pour lors obligé à se servir des tenettes courbes que l'on retire en plaçant la convexité de leur courbure en bas et la concavité en haut, et exécutant de bas en haut le mouvement qui doit les amener au dehors, de manière à décrire, en sortant, une courbe qui réponde à celle que présentent les os pubis. Il serait aussi possible, en faisant introduire par un aide, un ou deux doigts dans le rectum chez l'homme, et dans le vagin chez la femme, de repousser le calcul assez pour que l'opérateur pût le saisir avec les tenettes ordinaires.

§ LXXVIII.

Il est des pierres qui sont enfermées dans des
espèces de loges qu'elles se sont en quelque sorte
creusées par leur simple poids ; cette disposition les
rend difficiles à charger ; il faut alors retirer la tenette et porter l'index profondément dans la plaie,
si l'on présume que l'on pourra atteindre la pierre
et la dégager ; dans le cas contraire, on écartera les
mors de la tenette en divers sens, afin de parvenir
au même résultat. Frère Côme a imaginé pour cela
des tenettes à branches séparées, qui se réunissent
à la manière du forceps. Les calculs dont nous venons de parler ne doivent pas être confondus avec
les pierres dites enkistées. Celles-ci, presque toujours solitaires et garnies d'aspérités, sont en quelque sorte incrustées dans les parois de la vessie ;
l'extraction de ces pierres est ordinairement très
difficile, et quelquefois tout-à-fait impossible. Pour
les extraire , on est presque toujours obligé de les
ébranler préalablement, et souvent à plusieurs re-
prises. Si la situation de la pierre, la nature de ses
adhérences et la disposition du sujet pouvaient
permettre de porter avec succès le bistouri dans
la vessie , à l'imitation de Garengeot, on garnirait
cet instrument d'une bandelette de linge dans la
plus grande partie de sa longueur ; on le conduirait

sur le doigt indicateur de la main gauche, porté aussi avant qu'il serait possible, et l'on en ferait agir le tranchant sur la pierre, pour en détruire les adhérences.

Le calcul que l'on retire de la vessie peut se présenter sous deux aspects : ou bien il est lisse, poli, présente des facettes, ou bien il est inégal, rugueux, et même garni d'aspérités saillantes. Dans le premier cas, il est rare qu'il soit solitaire, la nature de sa surface indique qu'il y a eu frottement : on doit alors rechercher s'il n'existe pas d'autres calculs ; dans le second cas, toute nouvelle recherche serait inutile.

Quelquefois les calculs sont friables et se brisent sous les mors des tenettes ; cette circonstance est fâcheuse, parce qu'elle nécessite l'introduction réitérée des tenettes, et qu'elle expose le malade à conserver des fragments de la pierre, quelque soin que l'on apporte à les rechercher. Dans cette vue, et pour les entraîner vers l'ouverture pratiquée au col de la vessie, on doit injecter de l'eau tiède dans la vessie, et réitérer plusieurs fois l'injection, soit au moment même où l'on pratique l'opération, soit les jours suivants, si les débris que l'on croyait exister n'étaient point encore sortis.

Quelques praticiens ont proposé de faire l'opération de la pierre en deux temps, c'est-à-dire de renvoyer l'extraction de la pierre à un autre jour, afin de ne pas trop fatiguer le malade. Mais cette manière de procéder serait plus nuisible qu'utile, et le raisonnement est en cela d'accord avec l'expérience ; cependant il est des cas où l'on est obligé d'en agir ainsi : tels sont ceux où il survient du spasme durant l'opération, ceux où il se manifeste une hémorrhagie inquiétante, ceux où une pierre s'étant brisée, on n'a point pu extraire tous les fragments, et ceux où il existe un grand nombre de petites pierres qui nécessitent une introduction réitérée des tenettes trop fatigante pour que le malade puisse la supporter jusqu'à l'entière extraction de ces corps étrangers.

Lorsqu'on s'est trompé sur le volume présnmé de la pierre, ou que, de prime-abord, on a jugé ce volume tel qu'il paraît impossible de l'extraire par le col de la vessie, on doit avoir recours à l'opération dite du haut appareil, sans faire, dans le premier cas, des tentatives forcées qui seraient très nuisibles au malade.

Du haut appareil.

§ LXXIX.

C'est à Franco que l'on doit la première idée de cette opération, au moyen de laquelle on extrait la pierre de la vessie par une incision que l'on fait à son corps, en pénétrant jusqu'à elle par-dessus le

publis; mais ce n'est que depuis que le frère Côme
a créé un procédé méthodique de la pratiquer,
qu'elle a été généralement adoptée par les chirurgiens éclairés de toutes les nations, pour les cas
où le volume de la pierre ne permet pas de l'extraire par l'appareil latéralisé.

Franco a incisé sur la pierre même, soulevée et
poussée en avant contre le pubis, avec deux doigts
introduits dans le fondement. Ce procédé serait le
seul que l'on pourrait suivre, si le volume de la
pierre ou sa situation ne permettait pas d'introduire
le cathéter dans la vessie; dans les autres cas, le
procédé du frère Côme est bien à préférer. Un cathéter cannelé, une sonde droite terminée par un
bec analogue à celui du gorgeret, cannelée elle-
même sur sa longueur, une sonde à dard, dont la
tige est cannelée du côté de la concavité de sa courbure; un bistouri ordinaire, un bistouri lenticulaire, et un petit trois-quarts dont la tige enferme
une lame tranchante qui s'en écarte, en faisant un
angle avec sa pointe; tels sont les divers instruments dont le frère Côme se servait pour pratiquer
le haut appareil. Aujourd'hui, on n'emploie plus
ni la sonde droite, ni le trois-quarts.

Manuel de l'opération.

§ LXXX.

Le malade étant situé et assujetti comme pour l'appareil latéralisé, l'opérateur introduit le cathéter, qu'il confie à un aide, après en avoir incliné le pavillon vers l'aine droite du malade, tend les téguments du périnée avec les doigts de la main gauche, et, après s'être assuré du lieu auquel répond la courbure du cathéter, il pratique dans cette direction une incision de huit à dix lignes de longueur, ouvre l'urètre dans une même étendue, en s'approchant, le plus qu'il lui est possible, du bas de son bulbe et de sa partie membraneuse, et introduit par cette ouverture la sonde à dard, en la faisant glisser sur la cannelure du cathéter qu'il retire au même instant.

Ceci fait, il pratique au-dessus du pubis, dans la direction de la partie moyenne de la ligne blanche, une incision de huit à douze centimètres aux téguments et au tissu cellulaire graisseux qui les unit à la ligne blanche ; avec le même bistouri, il incise la partie inférieure de cette ligne immédiatement contre le pubis, dans une étendue suffisante pour que l'incision puisse recevoir le bistouri lenticulaire ; il saisit alors cet instrument avec le pouce et l'indicateur de la main gauche, placés

à l'union de son manche avec sa lame, de manière
que le tranchant de celle-ci soit tourné vers l'ombilic, le porte dans la plaie, puis, avec l'indicateur
de la main droite, il presse sur le dos de l'instrument et coupe la ligne blanche dans la même étendue que les téguments. Cette incision faite, il saisit
le pavillon de la sonde à dard avec la main droite,
en dirigeant le bec de cet instrument contre le
pubis, introduit dans la plaie sus-pubienne le
pouce et l'indicateur de la main gauche, saisit avec
ces deux doigts l'extrémité de la sonde à dard, et
fait pousser par un aide le stylet qui, avec son
dard, perce la vessie ; confiant alors le pavillon de
la sonde à un aide, il agrandit l'ouverture de cet
organe, en la prolongeant de haut en bas vers son
col aussi loin qu'il est possible, ordonne à l'aide
qui tient le pavillon de la sonde d'en faire rentrer
le dard dans la cavité de cet instrument, et de le
retirer, pendant qu'avec le doigt indicateur de la
main gauche, introduit dans la cavité de la vessie
et courbé en haut, il la suspend à la manière d'un
crochet ; à ce doigt, il substitue une sorte de crochet de fer à équerre destiné au même usage, qu'il
confie à un aide, et de ses mains devenues libres,
il saisit les tenettes et sort le calcul.

Comme il n'est pas toujours facile de juger de
prime abord du volume de la pierre contenue dans
la vessie, la plupart des opérateurs, avant d'en venir

à l'opération du haut appareil , commencent par
pratiquer l'appareil latéralisé, et ce n'est que lorsqu'ils ont acquis la certitude que le calcul ne pourra
point sortir par l'incision faite au col de la vessie,
qu'ils se déterminent à mettre en pratique ce procédé.

L'incision finie, on place une cannule dans l'incision faite au périnée; cette cannule qui doit pénétrer
dans la vessie, sert à donner une issue continuelle
aux urines et à en prévenir ainsi l'infiltration dans
le bassin; on panse ensuite la plaie de l'hypogastre
en la couvrant d'un linge fin , de charpie molette,
et d'une compresse que l'on soutient avec un bandage de corps.

Si on ne pratiquait pas l'incision préalable au
périnée, il faudrait placer à demeure dans la vessie
une sonde de gomme élastique d'un calibre suffisant
pour donner une libre issue aux urines, à mesure
qu'elles arrivent dans cet organe; et pour favoriser
leur écoulement continu , on pourrait , à l'exemple
de M. Souberbielle, placer dans l'ouverture extérieure de la sonde, une cannule de gomme élastique
de même calibre et d'une longueur suffisante pour
conduire facilement les urines à un urinoir que l'on
place entre les cuisses du malade.

§ LXXXI.

Soins à donner au malade après l'opération. —

Après avoir pratiqué l'opération de la taille, soit par l'appareil latéralisé, soit par le haut appareil, on porte le malade dans son lit, on lui lie les genoux l'un contre l'autre avec une bande de linge, on place sous ses jarrets un paillasson de bâle d'avoine, afin de leur servir d'appui ; on lui fait frotter le ventre avec un liniment camphré et opiacé, et couvrir avec une compresse de molleton trempée dans une forte décoction de racines de guimauve et de têtes de pavot ; on renouvelle les frictions huileuses et les compresses plusieurs fois par jour. On prescrit en même temps une potion anti-spasmodique calmante, faite avec des eaux distillées de tilleul, de menthe, de chèvrefeuil, de fleurs d'oranger, de laitue, de sirop d'éther et de laudanum de Sydenham ou de sirop diacode à une dose suffisante pour que le malade prenne un grain, ou un grain et demi d'opium par vingt-quatre heures; la diète la plus sévère doit être recommandée et pour boisson, on donne une décoction de chiendent et de réglisse, une eau légère de graines de lin, du sirop de guimauve avec de l'eau; de l'eau de veau, l'eau de poulet ou toute autre boisson analogue.

Des accidents peuvent survenir durant l'opération et après l'opération ; le spasme et l'hemorrhagie peuvent se manifester pendant et après l'opération; l'inflammation du ventre ne peut jamais être qu'un accident consécutif. Si le spasme se manifeste pendant l'opération, il faut renvoyer à un autre temps ce qui reste à faire, et le combattre par les anti-spasmodiques et l'usage des bains prolongés ; il en est de même dans le cas où l'hemorrhagie qui survient nécessite le tamponnement de la plaie; car on ne doit recourir à ce moyen, que lorsque la ligature immédiate de l'artère est impossible. Pour pratiquer ce tamponnement, on place une cannule de gomme élastique dans un des angles de la plaie, on introduit au fond de cette plaie un bourdonnet de charpie lié d'un double fil à sa partie moyenne, on écarte ce fil, et, dans son écartement, on place de nouveaux bourdonnets également liés à leur partie moyenne, on les recouvre d'un gros tampon de charpie sur lequel on lie les fils, et on soutient le tout avec un bandage en T, on fait des injections d'eau tiède et de guimauve par la cannule et on ne touche à cet appareil qu'au bout de six à huit jours, lorsque la suppuration est bien établie, et l'on n'ôte la cannule que quand toute la charpie a été enlevée. C'est à cette époque seulement, c'est-à-dire lorsque les lèvres de la plaie sont dégorgées, que l'on doit faire ou renouveler les tentatives pour l'extraction des pierres ou des débris de pierre restés dans la vessie.

L'inflammation lorsqu'elle survient, se manifeste ordinairement du deuxième au troisième jour, elle doit être combattue par les anti-phlogistiques généraux. La saignée du bras, l'application réitérée des sangsues sur le ventre et au fondement, les linimens opiacés, les fomentations émollientes, les bains et de-mi-bains de même nature, les boissons adoucissan-tes, mucilagineuses et les vésicatoires volants, sont les moyens que l'on emploie avec le plus de succès pour combattre cet accident. Ce dernier moyen est particulièrement très utile, lorsqu'il y a météorisme du ventre et que la douleur semble se concentrer sur quelques points de l'abdomen.

Pour parer aux accidents qui peuvent survenir à la suite de l'opération, on a coutume de placer au-près du malade, pendant les huit premiers jours qui la suivent, un élève intelligent chargé de lui don-ner les premiers secours, s'ils deviennent néces-saires, et de surveiller les soins qu'il doit recevoir de sa garde; car, nous devons le dire, le succès de l'opération dépend beaucoup de la nature des soins dont on entoure le malade; et, sous ce rapport, nous croyons, surtout, devoir recommander le soin de relever et de soutenir son moral; ce précepte est de la plus haute importance, car nous avons vu des malades succomber à l'affaissement moral lors-que tout devait faire croire à une guérison prochai-ne, que l'époque des accidents était passée, qu'il n'y avait plus ni fièvre ni douleur depuis plusieurs jours.

DE LA LITHOTRITIE OU LITHOTRIPTIE.

On donne le nom de lithotritie à une opération au moyen de laquelle on brise la pierre dans la vessie, et on la réduit en poudre et en fragments assez petits, pour qu'ils puissent être extraits directement avec l'instrument qui sert à la briser, ou être entraînés par l'émission des urines.

L'idée première de cette opération, comme chacun le sait, n'est pas nouvelle ; elle a probablement existé de toute antiquité ; car elle a dû naturellement se présenter à l'esprit des praticiens, comme à celui de plus d'un malade ; mais la gloire de la première exécution, avec succès, appartient à la chirurgie française.

La lithotritie dont nous nous abstiendrons de faire l'historique, est donc une opération que l'on peut regarder comme tout-à-fait moderne, ce moyen d'opérer de la pierre, devenu presque général en France , est cependant encore peu usité dans bien des pays, et particulièrement en Angleterre où l'on préfère, généralement, avoir recours à l'opération de la taille par le bas appareil, dit appareil latéralisé (55. LXXIV) ; mais cette préférence, nous semble plutôt due à l'habitude que fondée en faits et en raisons. Ce qu'il y a de certain, c'est que la lithotritie pratiquée avec ménagement , est moins dangereuse que la taille, et que, comme opération, elle a, sur cette dernière, l'immense avantage de ne point effrayer le malade, de ne pas affecter son moral, cause fréquente des accidents consécutifs de l'opération, et de la mort des malades, quoique opérés, d'ailleurs, dans les conditions les plus favorables et avec le plus de succès.

Manuel de la lithotritie.

Avant de procéder à l'opération, on fera subir au malade les préparations que nous avons indiquées, en parlant de la lithotomie; s'il y a des rétrécissements du canal, on doit, soit les détruire au moyen du caustique, soit dilater le canal par l'usage continu et successif de bougies emplastiques ou de gomme élastique, d'un volume toujours croissant, de manière à rendre à l'urètre son diamètre normal dans toute son étendue et même à l'agrandir, s'il est possible. Si au lieu de bougies on se sert de sondes en gomme élastique pour opérer la dilatation, on aura soin, à moins d'une nécessité absolue, de se borner à franchir les obstacles, sans pénétrer dans la vessie, afin de ne pas fatiguer cet organe déjà tenu dans un état permanent d'irritation par la présence de la pierre.

Pour exécuter l'opération, on se sert généralement du lithotriteur du docteur Heurteloup; on fait placer le malade en travers du lit, la tête soutenue par un oreiller, le bassin enfoncé et les cuisses et les jambes relevées et soutenues par deux chaises; d'autres praticiens font placer les jambes du patient sur les épaules d'un aide qui les fixe aussi invariablement que faire se peut. Cette attitude du malade est nécessaire ponr mettre tous les muscles du ventre et ceux des cuisses qui s'attachent au bassin, dans le plus complet relachement, et aussi afin de déterminer la pierre à se porter vers le bas-fond de la vessie où il est plus facile de la saisir.

Le malade étant ainsi placé, l'opérateur introduit une sonde, s'assure de la présence et de la position de la pierre, et injecte de l'eau tiède dans la vessie, en s'arrêtant au moment où le malade sent un léger besoin de l'expulser. Une plus grande dilatation de la vessie par une plus forte injection, deviendrait pénible pour le patient et sans utilité pour le succès de l'opération.

L'injection faite, l'opérateur se place entre les jambes du malade, introduit son lithotriteur, s'assure de la position de la pierre et ouvrant son instrument au degré qu'il juge convenable, en tirant à lui la pièce mobile, il exécute les mouvements qu'il croit propres à amener la pierre sur le mor de la branche fixe, et dès qu'elle y est placée, il pousse la branche mobile avec précaution, de manière à la serrer contre la pierre retenue par le mor de la branche fixe.

L'opérateur ayant ainsi fixé d'une manière inva-

riable la pierre entre les mors des deux branches
de son instrument, le saisit de la main gauche, pour
le maintenir immobile au milieu du liquide qui
distend la vessie, pendant qne de la main droite
armée d'un marteau, il frappe sur l'extrémité de sa
branche mobile pour briser le calcul; si cette branche n'avance pas, et que son écart indique que la
pierre a été saisie par son plus grand diamètre,
l'opérateur lâche le mor de l'instrument en retirant
la branche mobile, et fait en sorte de la saisir par
son plns petit diamètre afin de la briser plus facilement.

Après quelques minutes de travail plus ou moins
prolongé, suivant que le malade témoigne plus ou
moins de sensibilité, on retire l'instrument et l'on
dit au malade de rendre l'injection, qui entraîne une
partie des débris qui ont été produits ; on fait ensuite mettre le malade dans un bain ou un demi-
bain, on lui prescrit un régime doux et une boisson diurétique mucilagineuse, et l'on ne procède à
une seconde opération que lorsque les douleurs
provoquées par la première sont complètement
éteintes. Si, à cause du volume de la pierre ou à
raison de sa dureté, on est obligé de multiplier les
opérations, il faut toujours apporter le même soin,
à irriter la vessie le moins possible, et mettre
entr'elles tout l'intervalle nécessaire pour laisser
reprendre à cet organe son état normal, avant de

recommencer; car il vaut mieux multiplier les opérations et les pratiquer à de longs intervalles, que de brusquer le résultat que l'on veut obtenir, en les prolongeant et les rapprochant.

Enfin pour favoriser la sortie des débris de la pierre, et hâter ainsi sa destruction, il sera souvent très utile de se servir de la sonde lithotriteur à double courant, laquelle en favorisant l'entrée et la sortie de l'injection par un jet continu, oblige les débris d'un petit volume à sortir avec le liquide, et entraîne sur les mors ceux plus volumineux que l'on brise en poussant la branche mobile de l'instrument retenu fixe, comme nous l'avons dit, pour le lithotriteur.

DE LA RÉTENTION D'URINE PRODUITE PAR LES AFFECTIONS MORBIFIQUES DU COL DE LA VESSIE.

§ LXXVII.

Les affections morbifiques du col de la vessie qui donnent lieu à la rétention d'urine sont l'inflammation et le spasme du col de cet organe et la tuméfaction de la glande prostate. Quelques auteurs admettent encore la présence des varices comme cause de la même maladie.

De l'inflammation du col de la vessie.

Causes.

L'inflammation du col de la vessie peut être produité par les différentes causes qui déterminent l'inflammation du corps de cet organe ; mais la cause la plus fréquente de cette maladie est l'action des diurétiques chauds et surtout des cantharides.

Diagnostic.

Les personnes qui en sont affectées, ont des envies fréquentes d'uriner, et ne peuvent rendre, par un petit jet ou gouttte à goutte, qu'une petite quantité d'urine avec beaucoup d'efforts et de douleurs. Les urines alors sont plus ou moins louches et déposent un sédiment muqueux, souvent puriforme, plus ou moins abondant, et quelquefois mêlé de stries de sang. Il y a des érections plus ou moins fréquentes, et quelque fois un priapisme continuel. Si l'inflammation est très intense, le malade a de la fièvre, de l'insomnie, de l'agitation, le pouls est dur et serré ; il éprouve une douleur plus ou moins vive, qu'il rapporte vers le périnée et dans le petit bassin. Il y a ordinairement constipation. La sonde parvient avec facilité jusqu'au col de la vessie où sa présence provoque des douleurs très vives, surtout si elle est d'un calibre un peu gros.

Pronostic.

Le pronostic de cette espèce de rétention varie suivant l'intensité de l'inflammation, sa durée et la cause qui lui a donné lieu ; mais en général, ce n'est point une maladie fâcheuse lorsqu'on administre de bonne heure les secours convenables.

Traitement.

La rétention d'urine produite par l'inflammation du col de la vessie réclame l'usage des antiphlo-gistiques généraux et locaux : ainsi les saignées avec la lancette, l'application des sangsues au pé-rinée, et au fondement, les boissons délayantes mu-cilagineuses, les bols de camphre et de nitre, les bains, les demi-bains, les fomentations émollientes et anodines faites sur le bas-ventre, les lavements de même nature, doivent former la base du traite-ment.

Si la maladie reconnaissait pour cause une humeur quelconque transportée ou répércutée sur le col de la vessie, il faudrait alors agir comme comme nous l'avons dit (§ XLVIII) en parlant de l'inflammation du corps de ce viscère, et si, durant le cours de cette maladie, on se trouvait obligé de sonder le malade, on se servirait d'une sonde de gomme élastique un peu fine et bien hui-lée préférablement à une sonde d'argent ou à une sonde de gomme élastique de gros calibre.

L'inflammation du col de la vessie produite par

le transport du rhumatisme n'est pas très rare, je l'ai rencontré plusieurs fois dans le cours de ma pratique et j'ai toujours retiré le plus grand succès de l'application d'un vésicatoire volant sur la partie qui était primitivement le siége du rhumatisme.

Tantôt l'inflammation du col de la vessie se termine en peu de jours par résolution ; d'autres fois, elle diminue seulement, prend un caractère de lenteur, et prolonge sa durée. Alors les urines peuvent sortir par un petit jet, et le col de la vessie se trouve menacé de catharre. Quelquefois aussi l'inflammation est si vive que rien ne peut en arrêter les progrès ; elle se propage du col à l'organe entier, et, par le péritoine, à tous les viscères du bas-ventre qui devient tendu et douloureux. Dans ce dernier cas, on voit se développer un appareil de symptômes vraiment graves. La figure du malade porte l'expression de la plus vive douleur, le visage est rouge et gonflé, les yeux brillants, la pupille dilatée, la respiration haute et courte, le ventre est tendu et très douloureux; il y a des nausées, des envies de vomir, des vomissements, le hocquet survient. Bientôt un mieux trompeur se manifeste, les douleurs cessent, les traits se décomposent, le pouls tombe, devient petit, misérable, et tandis que les personnes qui entourent le malade se félicitent de le voir dans un état de calme

le médecin instruit voit dans ce mieux apparent la
fin très prochaine du malade.

De la rétention d'urine produite par le spasme du col de la vessie.

Longtemps nous avons rejeté en doute, cette
cause de la rétention d'urine et à l'exemple de
plusieurs auteurs très recommandables qui ont
écrit des ouvrages *ex professo* sur les maladies des
voies urinaires, nous aurions cru ne pas devoir
admettre cette espèce de rétention des urines que
nous n'avions jamais rencontrée dans le long cours
de notre pratique, en sorte que très probablement,
nous serions resté à cet égard, dans une *impéni-
tence finale*, si nous n'en avions été atteint nous-
même.

Il y a environ six à sept ans, que depuis deux
ans, à la suite d'affections morales tristes, et
surtout par des temps froids et humides, nous
éprouvions, de temps à autre, une grande lenteur
dans l'émission des urines ; le jet en était alors
petit et l'évacuation de la vessie incomplète, en
sorte que le besoin d'uriner se reproduisait à de
courts intervalles ; nous nous croyions menacé
d'une paralysie de la vessie, lorsque à la suite d'une
veille prolongée passée à une campagne voisine de
Paris, nous fûmes atteint, à la campagne même,
d'une rétention complète des urines.

Arrivé à Paris, notre premier soin fut de prendre un bain domestique d'une température agréable, dans l'espoir qu'en nous délassant de la fatigue d'une nuit passée sans sommeil, la vessie pourrait se débarrasser des urines qui s'y étaient accumulées; mais notre espoir fut vain, et après deux heures de séjour dans le bain, nous fûmes obligé d'en sortir, sans avoir pu rendre une goutte d'urine, et avec des besoins d'uriner qui devenaient de plus en plus pressants. Le cathétérisme était urgent ; nous eûmes recours à une sonde de gomme élastique armée d'un mandrin auquel nous fûmes assez heureux de donner, par hasard, la courbure qui nous convenait, nous parvînmes à l'introduire, avec facilité, dans la vessie, et nous vimes avec plaisir, à la force avec laquelle le jet des urines s'élança de la sonde, que la vessie n'était point paralysée; une faible résistance que nous éprouvâmes à l'entrée de la vessie, sans ressentir la moindre douleur, était pour nous une preuve que le spasme du col de la vessie était la cause de la rétention des urines que nous venions d'éprouver. Depuis cette première atteinte, le temps qui s'est écoulé nous a, en effet, prouvé par des attaques nouvelles, tantôt rapprochées dans le même jour ou dans la même semaine, tantôt éloignées pendant quatre, six et huit mois, que l'espèce de rétention des urines à laquelle nous sommes resté sujet, est le produit du spasme du col de la vessie.

La rétention d'urine produite par le spasme du col de la vessie, très rare en France, est, au contraire, très commune en Angleterre, surtout parmi les habitants des *Public House*, ce dont nous avons pu nous assurer pendant les trois années de notre pratique à Londres et parce que nous ont dit les chirurgiens de divers hôpitaux de cette grande cité.

Causes. — Les affections morales tristes, les veilles prolongées, la fatigue, l'action du froid et surtout du froid humide, les mauvaises digestions, l'usage abusif du thé, de la bierre, du vin blanc et des grogs, sont les causes ordinaires de la rétention des urines produite par le spasme du col de la vessie.

Diagnostic. — La rétention des urines se produit sans être précédée ni suivie d'aucune douleur, mais elle est presque toujours annoncée par l'émission lente d'une quantité plus ou moins abandante d'urine très claire, et presque incolore qui n'a lieu que par un jet fin. Lorsqu'elle existe, on sent des besoins fréquents d'uriner. La vessie alors se contracte et on la sent se durcir au-dessus du pubis pendant que sa contraction dure, quelquefois alors, il sort quelques gouttes d'urine, mais le plus souvent la contraction de la vessie est sans aucun résultat; dans les deux cas, après l'effort que la vessie vient de faire pour se débarrasser des urines, le besoin pressant cesse pour un temps qui

peut s'étendre à quelques heures ; les besoins deviennent ensuite de plus en plus fréquents et les
contractions de la vessie plus pénibles et plus prolongées, quoique toujours sans douleur, soit avant
qu'elles se produisent, soit après qu'elles ont eu lieu.

Le spasme du col de la vessie est, dans les cas les
plus ordinaires, borné à cette seule partie ; dans quelques cas, il existe en même temps dans une plus ou
moins grande étendue du canal de l'urètre, mais
cette extension, qui ne constitue pas une complication de la maladie, ne peut ordinairement être re-
connue que lorsqu'on pratique le cathétérisme.

Pronostic. — La rétention d'urine produite par
le spasme du col de la vessie, n'est point une maladie grave ; c'est une affection passagère qui est
susceptible de se reproduire, mais qui ne laisse
après elle aucune suite fâcheuse.

Traitement. — Il suffit presque toujours de
donner issue aux urines retenues dans la vessie,
pour faire cesser le spasme du col qui a donné
lieu à leur rétention ; il est rare, en effet, qu'il ne
cède pas à une seule introduction de la sonde ; les
cas où il se prolonge de manière à nécessiter une
seconde et même une troisième introduction, sont
tout à fait exceptionnels et viennent, presque toujours, de ce que le malade est resté exposé à la
cause qui a produit le spasme.

Lorsqu'on doit sonder un malade atteint d'une rétention d'urine produite par le spasme du col de la vessie, il faut, autant qu'il est possible, se servir d'une sonde de gomme élastique armée de son mandrin et la graisser avec beaucoup de soin, afin qu'elle puisse glisser facilement dans le canal.

Lorsque le col de la vessie seul est affecté par le spasme, l'introduction de la sonde est facile et ne demande qu'un peu d'adresse ; mais s'il s'étend à une partie du canal de l'urètre, il faut alors employer une certaine force pour le vaincre, les parois du canal plus ou moins fortement appliquées l'une contre l'autre ne cédant qu'à une pression assez puissante pour les écarter, pression qui, du reste, étant sagement ménagée, ne présente aucun inconvénient.

Les malades sujets à la rétention produite par le spasme du col de la vessie devront éviter avec soin de s'exposer aux causes qui peuvent la produire, ils devront aussi conserver avec sollicitude, la sonde et surtout la courbure du mandrin qui aura servi à les sonder, ne jamais se démunir de cet instrument et surtout apprendre eux-mêmes à s'en servir, ce qui est facile et tout à fait sans danger.

De la rétention d'urine produite par l'engorgement de la glande prostate.

Cette espèce de rétention est particulière à

l'homme; la femme ne peut pas en être affectée
puisqu'elle n'a pas de glande prostate.

§ LXXXIII.

La tuméfaction de la glande prostate peut être
de nature inflammatoire ou de nature squirrheuse,
elle peut aussi n'être qu'une simple hypertrophie
sans dégénérescence de son tissu.

Inflammation de la glande prostate.

Lorsque l'inflammation s'empare de la glande
prostate, la rétention d'urine se déclare subitement
et marche presque toujours avec rapidité. Le malade éprouve un sentiment de chaleur et de pesanteur vers le périnée et l'anus, il se plaint d'une
douleur continuelle et pulsative qu'il rapporte au
col de la vessie ; cette douleur augmente lorsqu'il
va à la selle, il est tourmenté de ténesmes et d'envies fréquentes d'uriner. La saillie que la glande
engorgée forme dans le rectum dont elle enfonce
la paroi supérieure, produit la sensation incommode d'un gros tempon de matières fécales prêt
à sortir et qui provoque continuellement un faux
besoin d'aller à la selle. Le doigt introduit dans le
rectum sent la saillie que la prostate fait à sa partie
supérieure. Lorsque le malade veut uriner, il est
longtemps à attendre la première goutte des urines, et s'il fait des efforts pour les expulser, il y

met un nouvel obstacle en poussant la tumeur que forme la prostate contre le col de la vessie dont elle bouche alors l'ouverture, et il ne parvient à uriner qu'en suspendant ses efforts. Si dans cette espèce de rétention, on veut introduire une sonde dans la vessie, on est arrêté par la prostate tuméfiée, et le contact du bec de l'instrument contre cette glande, excite des douleurs vives. Si l'inflammation est portée à un certain degré, le malade éprouve de plus tous les symptômes généraux qui accompagnent ordinairement cette maladie quelle que soit d'ailleurs la partie où elle a fixé son siége.

Pronostic et traitement.

La rétention d'urine produite par l'inflammation de la glande prostate est plus ou moins grave suivant que cette inflammation est plus ou moins vive, plus ou moins opiniâtre. L'indication qu'elle présente est de combattre l'état inflammatoire par l'usage des anti-phlogistiques, tels que les saignées générales, l'application réitérée des sangsues à la marge de l'anus, les lavements émollients, les bains généraux et de siége, les cataplasmes émollients appliqués au périnée, les boissons délayantes acidulées ou mucilagineuses ; si la rétention est complète, il faut tâcher d'introduire une sonde dans la vessie afin de donner issue aux urines.

Dans le cas même où la rétention ne serait pas complète, il faudrait encore sonder le malade si l'on prévoyait, d'après l'état de la maladie, que ses progrès seront bientôt tels, que l'excrétion des urines ne pourra plus avoir lieu sans le secours de la sonde. Dans les deux cas, et surtout si l'on doit laisser la sonde à demeure, il faut préférer la sonde de gomme élastique à celle d'argent. Il arrive souvent que cet instrument, quoique d'un petit calibre, ne parcourt librement l'urètre que jusqu'à la partie de ce canal qui est embrassée par la prostate où il se trouve arrêté par la tumeur que forme cette glande ; alors, pour parvenir dans la vessie, il faut faire attention que la prostate en se tuméfiant doit nécessairement pousser en avant et en haut la partie de l'urètre derrière laquelle elle est située. Qu'en conséquence, pour bien suivre la direction du canal, il faut se servir d'une sonde dont la courbure soit plus longue et plus grande qu'elle ne l'est ordinairement et de la tenir plus élevée pendant l'introduction ; si l'on se sert d'une sonde ordinaire, une fois qu'on est parvenu jusqu'à la prostate, on s'assure bien de la direction du canal et, tenant le bec de la sonde horizontalement, on pénètre de force dans la vessie où on laisse la sonde à demeure. Plusieurs auteurs recommandent, en parlant de cette espèce de rétention, de tromper la soif du malade afin d'empêcher

9.

que les reins ne secrètent une aussi grande quantité d'urine. Ce précepte nous paraît mériter moins
d'importance qu'on y en attache ordinairement.
Car : 1° la quantité des urines est bien moins en
rapport avec la quantité de boisson que l'on prend,
qu'avec la qualité et le degré de température ré-
gnante, conséquemment il est plus essentiel de
tenir le malade à l'abri de l'action d'une température froide et humide, que de le priver de boisson. Cependant, aucun auteur ne parle de cette
condition. 2° Si l'inflammation est très vive et
accompagnée d'une soif ardente, on se prive d'un
des moyens les plus propres à combattre cette affection, et on laisse le malade en proie à un besoin qui
le fait plus souffrir que sa maladie même. 3° Dans
le cas où la rétention nécessite la présence de la
sonde dans la vessie, la quantité d'urine qui arrive
dans ce viscère, loin d'être une circonstance défa-
vorable à la guérison, y contribue au contraire en
formant une sorte de bain intérieur. 4° Enfin dans
le cas où la rétention étant complète on n'aurait
point pu introduire la sonde dans la vessie, la diminution qu'on obtiendrait dans la quantité des
urines ne compenserait point la peine qu'on fait
éprouver au malade en le privant de toute espèce
de boisson, et en définitive cette abstinence ne
préviendrait aucune des suites qui sont à craindre
dans cette maladie. En conséquence, nous croyons

que, sans gorger le malade de boisson, on doit lui permettre l'usage d'une eau mucilagineuse et lui en laisser boire autant qu'il sera nécessaire pour satisfaire le besoin de la soif.

Quoique la résolution, soit la terminaison à laquelle on doit toujours tendre lorsqu'on a à traiter une rétention d'urine produite par l'inflammation de la prostate, il arrive cependant quelquefois, que malgré tous les antiphlogistiques, l'inflammation se prolonge, les symptômes diminuent d'intensité, changent de caractère et du pus se forme dans le tissu cellulaire qui unit entr'eux les divers lobes dont cette glande est composée. Dans ce cas, si la sonde devient nécessaire pour l'évacuation des urines, il faut l'introduire avec les précautions que nous avons recommandées en parlant de l'inflammation, et la laisser à demeure jusqu'à ce que la collection de pus qui forme la tumeur se soit dissipée d'une manière quelconque. Souvent, en introduisant la sonde, on ouvre l'abcès, d'autres fois il s'ouvre spontanément dans le canal de l'urètre, ou dans le col de la vessie, ou dans cet organe même, et le pus s'écoule avec les urines par le canal de l'urètre. Quelquefois le pus qui produit le gonflement de la prostate est disséminé, comme infiltré dans cette glande; ce cas fort heureusement est le plus rare, il est aussi le plus difficile à guérir; il n'y a que la résorption du pus qui puisse détruire le gonflement de la glande et procurer la guérison, mais la nature accorde rarement ce bienfait.

§ LXXXIV.

Engorgement squirrheux de la glande prostate.

L'engorgement squirrheux de la glande prostate est une maladie assez rare ; divérses causes peuvent le produire : quelquefois il est le résultat de l'action du vice vénérien ; les vices dartreux et psoriques peuvent aussi le déterminer ; mais dans le plus grand nombré de cas, on ne peut lui assigner aucune cause connue.

Quelle que soit la cause de cette affection, à mesure qu'elle se forme, elle gêne d'abord le cours des urines et finit par déterminer une rétention plus ou moins complète. Les symptômes relatifs à l'excrétion de ce liquide sont les premiers et presque les seuls dont le malade se plaigne et auxquels le médecin fasse attention, ils sont aussi les seuls qui méritent toute la sollicitude du médecin, parce que l'engorgement squirrheux de la prostate est ordinairement incurable et que la rétention d'urine qu'il détermine, devenant tôt ou tard complète, met la vie du malade en danger si on n'a pas soin de placer une sonde à demeure dans la vessie.

Diagnostic.

On reconnaît que la rétention d'urine est produite par l'engorgement squirrheux de la glande prostate lorsqu'elle s'est formée d'une manière très lente, presque sans douleur, que la sonde se trouve arrêtée vers le col de la vessie, et que le doigt introduit dans le rectum sent que la prostate est gonflée, dure, peu douloureuse et ordinairement inégale.

Pronostic.

Le pronostic de cette maladie ne peut, en général, qu'être fâcheux, parce qu'une fois le squirrhe formé, il n'y a plus de guérison à espérer, à moins que sa cause ne soit de nature vénérienne, ce que l'on ne peut savoir qu'en remontant aux circonstances commémoratives ; dans ce cas, on peut espérer qu'on obtiendra la résolution de l'engorgement en administrant les moyens propres à détruire le vice vénérien. Quoique nous disions que le squirrhe de la prostate, lorsqu'il est de nature vénérienne, peut être détruit par les antivénériens, nous ne pensons pas que le véritable squirrhe, c'est-à-dire celui où la substance de la glande est transformée en une matière lardacée où l'on ne peut découvrir la moindre trace d'organisation, soit susceptible de se résoudre et que la glande, conséquemment, puisse revenir à son état primitif, même dans le cas où il serait de nature vénérienne.

Traitement.

Lorsqu'on est appelé près d'un malade affecté d'une rétention d'urine produite par l'engorgement squirrheux de la prostate, on doit chercher à introduire une sonde dans la vessie et l'y laisser à demeure. Si l'engorgement était tellement avancé que le col de la vessie se trouvât en quelque sorte oblitéré, il faudrait alors, avec une sonde d'argent conique, se frayer une route à travers la glande, en ayant soin toutefois, d'agir autant qu'il sera possible dans la direction du col de la vessie.

Plusieurs auteurs ont placé au nombre des causes de la tuméfaction de la prostate, et conséquemment de la rétention d'urine, le gonflement variqueux des vaisseaux de cette glande. Cependant des praticiens recommandables révoquent cette cause en doute. Dans tous les cas, si elle existait, on ne pourrait soulager le malade qu'en portant la sonde dans la vessie et la laissant à demeure si on le jugeait nécessaire. L'application des sangsues à la marge de l'anus, en dégorgeant les vaisseaux hémorroïdaux pourrait concourir efficacement au traitement de cette espèce de rétention.

§ LXXXV.

Rétention d'urine produite par l'hypertrophie de la glande prostate.

La glande prostate est encore susceptible d'altérations autres que celles dont nous venons de parler. Morgagni dans son traité de *Sedibus et causis morborum* (1) rapporte l'observation d'un malade âgé de 70 ans, qui depuis longtemps avait de la difficulté à uriner; la maladie faisant des progrès continuels, il ne put bientôt uriner qu'avec le secours de la sonde; mais comme on ne laissait point cet instrument à demeure dans la vessie, il arriva enfin qu'on ne put plus parvenir à l'introduire et le malade mourut de la rétention des urines. A l'ouverture du cadavre, on trouva qu'une excroissance de la glande prostate (l'auteur ne dit pas quelle était la nature de cette excroissance) ayant la forme d'une poire avait fermé complètement le passage aux urines.

L'hypertrophie de la glande prostate, d'après les recherches récemment publiées par divers auteurs serait, suivant eux, la cause la plus ordinaire des rétentions d'urine que l'on rencontre chez les hommes avancés en âge ; elle peut aussi, donner lieu au regorgement de ce liquide et produire ainsi l'incontinence d'urine; et l'on peut expliquer d'une manière très satisfaisante, comment l'une et l'autre de ces infirmités se produisent , et comment elles peuvent se succéder et se remplacer chez le même

(1) Epist. XLI, art. 6.

(2) Il est à présumer que cette excroissance n'était autre chose qu'une hypertrophie de la glande.

individu, suivant les progrès de l'hypertrophie et les parties de la glande qui en sont le siége.

Causes.

Les causes de l'hypertrophie de la grande prostate sont peu connues; cependant comme cette maladie est très rare dans l'enfance et chez l'adulte, et qu'elle est au contraire très commune parmi les vieillards, plusieurs auteurs ont cru trouver la cause ordinaire de cette affection dans la prédominance du système veineux chez les personnes âgées. Ils ont signalé le développement considérable des plexus veineux du bassin comme accompagnant, d'une manière à peu près constante, l'hypetrophie de la glande prostate, et de cette coïncidence, ils ont cru pouvoir conclure un rapport de causalité.

Ne pourrait-on pas, avec plus de raison peut-être, attribuer l'hypertrophie de la glande prostate, dans beaucoup de cas, à la même cause qui amène la paralysie de la vessie chez les joueurs, les buveurs, et les hommes à vie sédentaire, qui résistent au besoin d'uriner, nous voulons dire, à la distention forcée de la vessie qui, réagissant sur le liquide qu'elle contient, provoque vers son col une titillation continuelle à laquelle on cède trop tardivement. La même cause pourrait produire alors, à la longue, et conséquemment chez les vieil-

lards surtout, tantôt la paralysie de la vessie, tantôt
l'hypertrophie de la glande prostate, et souvent
l'une et l'autre à la fois. La paralysie, en faisant
perdre, peu à peu, à la vessie son action ex-
pulsive, et l'hypertrophie, en provoquant la titillation prolongée du col de cet organe, par la résistance que l'on apporte à satisfaire le besoin
d'uriner lorsqu'il se fait sentir.

Diagnostic.

La rétention d'urine, produite par l'hypertrophie de la glande prostate, lorsqu'elle est complète,
peut facilement être confondue aveo celle qui provient de la paralysie de cet organe ; mais si on remonte aux circonstances commémoratives, on
trouve presque toujours, dans la manière dont la
rétention est survenue, des symptômes qui diffé-
rencient les deux espèces de rétention, et le cathétérisme, pratiqué avec soin, fournit ensuite la
preuve positive que l'on a affaire à l'une ou à
l'autre.

§ LXXXVI.

Nous avons dit (§ LIV) à quels signes on pouvait
reconnaître une rétention d'urine produite par la paralysie de la vessie ; nous rappellerons ici, pour ne
pas la confondre avec celle produite par l'hyper-

trophie de la glande prostate, qu'elle se forme peu à peu, sans que le malade éprouve de douleur ; que le jet diminue de force, sans diminuer sensiblement de volume ; que les besoins d'uriner ne deviennent fréquents que lorsque la vessie est complètement distendue, et qu'alors souvent les urines sortent par regorgement, sans que la vessie cesse d'être distendue et de former une tumeur au-dessus du pubis ; la main, dans ce cas, appuyée sur la tumeur, provoque le besoin d'uriner, mais ne provoque pas de douleur, à moins que la distension de la vessie ne soit portée trop loin.

Quelquefois elle semble s'être produite tout-à-coup, parce que le malade, ayant contracté la mauvaise habitude de retenir ses urines, n'a remarqué ni l'affaiblissement progressif du jet, ni les efforts qu'il faisait, depuis un temps plus ou moins long, pour chasser les urines.

Enfin, la sonde pénètre facilement dans la vessie ; les urines s'écoulent alors, sans former de jet ; on en accélère l'écoulement en pressant sur la tumeur à travers les parois de l'abdomen, et l'urine une fois évacuée, on peut facilement explorer avec la sonde l'intérieur de la vessie, sans provoquer de douleur et sans rencontrer d'obstacle. Dans ce cas, après le cathétérisme, le nouveau besoin de rendre les urines se fait longtemps attendre.

Dans la rétention d'urine produite par l'hyper-

trophie de la glande prostate, la rétention se forme
aussi peu à peu ; mais comme la vessie n'a pas
perdu sa sensibilité (à moins qu'il n'y ait en même
temps paralysie de cet organe) , les besoins d'uriner sont plus fréquents, plus pénibles à supporter,
à mesure que les urines , en s'accumulant, distendent la vessie ; et lorsque la rétention est complète, le malade est bien plus tourmenté par le
besoin de rendre les urines, avant que le développement de cet organe ne soit arrivé au point qu'il
peut atteindre dans le cas de paralysie ; alors aussi,
les symptômes généraux qui accompagnent la rétention d'urine, lorsqu'elle est complète et qu'elle
se prolonge, se manifestent plus promptement et
affectent une marche plus rapide.

Mais les cas où la rétention des urines par
hypertrophie de la glande prostate arrive de
cette manière, sont peut-être les plus rares ; souvent, la maladie commence par l'incontinence des
urines. Dans ce cas, les malades éprouvent d'abord
des envies fréquentes d'uriner, et à chaque fois ils
ne rendent qu'une petite quantité d'urine par un
jet prononcé, mais peu volumineux ; bientôt, le
besoin d'uriner devient pressant et exige qu'il soit
satisfait immédiatement, sans quoi les urines s'é-
chappent involontairement ; enfin, arrive le moment où, tantôt le jour, tantôt la nuit, et souvent
à toute heure du jour comme de la nuit, les urines

s'écoulent sans que les malades en soient avertis autrement que par un sentiment de chaleur qu'ils éprouvent dans le canal.

Cet état peut se prolonger un laps de temps indéterminé, si l'hypertrophie de la glande prostate ne fait pas de progrès dans aucune de ses parties ; mais si elle fait des progrès, les phénomènes que présente l'excrétion des urines pourraient varier, suivant les parties hypertrophiées et le développement qu'elles prennent ; l'incontinence pourra cesser d'être continue et disparaître complètement ; mais alors le jet deviendra chaque jour plus fin, il se bifurquera, sortira éparpillé en arrosoir, puis le malade ne rendra plus les urines que goutte à goutte, comme le sabot d'un remouleur ; alors, des douleurs se feront sentir vers le col de la vessie, le long du canal, dans le gland, se propageront dans les reins et les lombes ; le malade fera les plus grands efforts pour se débarrasser d'une petite quantité d'urine, et quelquefois il en verra l'émission déjà si pénible, s'arrêter brusquement pendant et par l'effort même qu'il fait pour la rendre ; enfin, la rétention devenant complète, il pourra se faire que les urines sortent par regorgement et simulent une nouvelle incontinence ; il pourra se faire aussi qu'une véritable incontinence, après s'être arrêtée, se reproduise de nouveau pour un temps plus ou moins long.

Lorsqu'on sonde le malade, quelquefois la sonde pénètre facilement dans la vessie ; mais ordinairement on rencontre quelques difficultés à franchir son col, et, en le franchissant, on s'aperçoit, dans certains cas, que la sonde se dévie plus ou moins, tantôt à droite, tantôt à gauche. Dans la plupart des cas, pour arriver dans la vessie, il faut donner à la sonde une courbure plus courte et plus grande, et la tenir plus élevée, plus serrée contre le pubis, avant d'en baisser le pavillon.

Une fois qu'on est parvenu dans la vessie, les urines s'écoulent en formant un jet qui indique que cet organe n'a pas perdu sa force contractile; en le parcourant avec la sonde, on trouve quelquefois qu'il est d'une petite capacité, que ses parois sont sensibles, et souvent même douloureuses au contact de l'instrument. Le besoin d'uriner, satisfait par l'évacuation des urines, se renouvelle plus promptement que dans le cas de rétention par paralysie, et les urines que l'on évacue sont généralement plus troubles et moins abondantes.

Pronostic.

Comme la rétention des urines par l'hypertrophie de la glande prostate se forme de longue main, que les premiers symptômes qui se manifestent sont peu sensibles, et pour ainsi dire bornés à un peu de difficulté dans l'émission des urines, il en résulte que les malades, n'ayant d'abord qne quelques efforts à faire pour favoriser l'expulsion complète de ce liquide, remarquent à peine la diminution du jet qu'elles forment en sortant du canal ; et ce n'est ordinairement que lorsque le jet a beaucoup perdu de son volume, que les besoins d'uriner deviennent fréquents, ou qu'il s'établit une incontinence d'urine, qu'ils commencent à s'inquiéter de leur état et qu'ils demandent les secours de l'art. Mais alors déjà il est souvent bien tard ; car, pour l'ordinaire, la maladie date de plusieurs années, et, pendant ce laps de temps, la vessie s'est rarement vidée d'une manière complète ; les efforts que le malade a faits sur le liquide qui ne pouvait sortir, a déterminé de la part de ce liquide une réaction sur les parois de la vessie, dont l'effet a été de distendre outre mesure certains points plus faibles de ses parois, de les allonger en poches de diverses grandeurs, où l'urine séjourne et devient par son séjour une cause permanente d'irritation qui, provoquant des besoins plus fréquents d'uriner, nécessite des efforts toujours croissants de la part du malade, et ajoute ainsi chaque jour à la gravité de la maladie ; alors souvent les urines sortent troubles et purulentes, une inflammation aiguë de la véssie survient, s'étend aux reins, au péritoine, au tissu cellulaire qui unit la vessie aux parties environnantes, et le malade succombe.

A l'ouverture des cadavres, on trouve avec les traces de l'inflammation de la vessie, tantôt de petites poches alvéolaires sans issue au dehors de cet organe, tantôt des perforations qui communiquent avec des poches purulentes, de véritables abcès formés dans le tissu cellulaire qui l'unit aux parties environnantes et dont le foyer varie beaucoup d'étendue. Ces abcès, évidemment, ont succédé à la perforation de certains points de la vessie qui, d'abord distendus par la réaction du liquide contre les parois de cet organe, ont fini par céder et se perforer.

Le *pronostic* de la rétention d'urine produite par l'hypertrophie de la glande prostate, à raison même de la lenteur avec laquelle cette maladie se développe ordinairement, doit donc en général être grave, car cette espèce de rétention amène, à la longue, des désordres irréparables qui s'étendent quelquefois jusqu'aux organes secréteurs des urines, et la gravité du pronostic devra, conséquemment, être d'autant plus grande, que le malade aura appelé plus tardivement les secours de l'art.

Traitement.

L'hypertrophie de la glande prostate pourrait à peine être regardée comme une maladie si, par la

situation de cette glande au col de la vessie, elle
ne venait gêner et empêcher même l'excrétion des
urines, aussi n'est-ce que par l'influence qu'elle
exerce sur les fonctions de la vessie qu'elle manifeste ordinairement son existence, il peut même
arriver que ce développement anormal de la glande
prostate ait lieu dans de tels rapports, entre les
diverses parties dont cette glande se compose, que
le cours des urines n'en soit point altéré dans son
passage à travers le col de la vessie, et que son existence reste ignorée jusqu'à la mort du malade, ou
plutôt jusqu'à l'ouverture de son cadavre.

Ainsi ce n'est que comme cause de la rétention
ou de l'incontinence des urines que l'hypertrophie
de la glande prostate mérite l'attention des praticiens et exige que l'art vienne au secours des malades qui en sont atteints. Mais quels moyens l'art
peut-il opposer à une pareille maladie? Comment
attaquer aussi profondément une tumeur aussi difficile à atteindre ?

Dans l'état actuel des connaissances médicalea,
deux indiéations se présen;ent à remplir savoir :

1º L'évacuation des urines ;

2º La compression pour déprimer les parties
hypertrophiées de la glande qui, par leur saillie,
gênent le cours des urines à travers le col de la
vessie, ou en favorisent l'écoulement continu, ou,
ce qui est mieux encore, la destruction par l'exci-

sion ou par le caustique des parties saillantes qui donnent lieu à l'un ou à l'autre de ces phénomènes.

Evacuation des urines.

Le cathétérisme est le premier moyen de ce traitement à employer ; il peut être curatif, dans quelques cas ; il est un palliatif nécessaire dans tous. On doit y avoir recours de bonne heure, dès les premiers symptômes de la maladie, afin d'éviter au malade les funestes effets des efforts auxquels il se livre pour expulser les urines, efforts qui, à la longue, finiraient toujours par rendre la maladie incurable, lors même que l'on parviendrait enfin à obtenir la libre expulsion des urines. (Voyez le pronostic).

On se servira pour pratiquer le cathétérisme d'une sonde de gomme élastique d'un volume suffisant pour remplir le canal de l'urètre sans y être gênée ; on la laissera à demeure, si le malade la supporte facilement, sans gêne, sans irritation ; elle pourra alors, par sa présence continue, pendant un laps de temps assez long, non-seulement, livrer une issue facile aux urines et prévenir ainsi les suites fâcheuses qui naissent des efforts que le malade fait pour les expulser, mais encore, agir comme un obstacle au développement de la glande prostate dans la direction qu'elle affectait d'abord.

Si le malade est irritable, si par une disposition

quelconque il ne peut pas supporter la présence
continue de la sonde, il faut qu'il apprenne à se sonder, qu'il cède toujours au premier besoin d'uriner,
qu'il s'abstienne, avec soin, de tout effort pour
expulser les urines, et qu'il se passe la sonde chaque
fois qu'il sentira que la vessie ne s'est pas débarras-
sée complètement du liquide qu'elle contient.

Le passage fréquent de la sonde préviendra,
aussi bien que sa présence continue, tout effort de
la part du malade, et pourra exercer aussi une
influence salutaire sur le développement et la direction qu'affectent les diverses parties de la glande
qui sont le siége de l'hypertrophie, mais ce dernier
effet sera nécessairement moins certain que si le
malade avait pu porter la sonde à demeure.

Pour se sonder, le malade devra se servir de
sondes de gomme élastique présentant les conditions de volume que nous avons indiquées pour le
cas précédent, et il se servira de sondes à courbure
fixe, sans mandrin, ou s'il se sert d'une sonde ordinaire, armée de son mandrin, il l'enfoncera, avec
précaution, jusqu'au col de la vessie, et retirant
alors le mandrin de la main droite, il refoulera de
la main gauche la sonde, en plaçant le pouce et
l'index de cette main sur son pavillon, comme nous
l'avons dit (§ XL) : dans l'un et l'autre cas, il pourra
toujours agir, en toute sécurité, parce qu'il n'aura
pas à craindre de pratiquer de fausses routes.

Dans tous les cas, lorsque le malade éprouvera des symptômes d'irritation vers le col ou le corps de la vessie, il faudra avoir recours à l'application de sangsues, soit au fondement, soit au périnée ; ces saignées locales plus ou moins réitérées, outre l'avantage de combattre l'irritation, auraient encore, dans le système de quelques auteurs relatif à la production de l'hypertrophie de la glande prostate, celui de dégorger les plexus veineux du petit bassin qui, suivant eux, exercent une influence sur cette production par le sang qui s'y accumule.

La destruction par excision ou par le caustique des parties hypertrophiées de la glande qui gênent le cours des urines ou qui en produisent l'incontinence, est certainement le meilleur moyen de prévenir ou au moins de retarder les suites fâcheuses de l'espèce de rétention d'urine dont il s'agit ; on se sert pour cela d'une sonde d'argent à courte courbure, qui porte à sa partie concave une ouverture destinée à être mise en contact avec la partie hypertrophiée que l'on veut détruire ou la lèvre que l'on veut inciser ; un mandrin d'argent mobile dans la sonde est armé du caustique ou de la lame qui doit brûler ou faire l'incision. Pour opérer, après avoir introduit la sonde, on lui imprime un mouvement de demi rotation qui ramène sa courbure en bas sur le col de la vessie et la glande prostate. On appuie la courbure en tirant la sonde à soi en pressant de haut en bas, et pendant que de la main droite on tient la sonde dans cette position, on fait agir le mandrin avec la main gauche.

DE LA RÉTENTION D'URINE PRODUITE PAR DES CAUSES QUI ONT LEUR SIÉGE DANS LE CANAL DE L'URÈTRE OU QUI AGISSENT SUR CE CANAL

§ LXXXVII.

Les diverses causes qui produisent la rétention d'urine, en agissant sur le canal de l'urètre, exercent presque toutes leur action d'un emanière mécanique, soit en comprimant ce conduit, soit en l'obstruant, soit en changeant sa direction. Ces causes sont en général des tumeurs humorales, inflammatoires ou autres qui se développent dans le canal ou dans son voisinage, ou des corps étrangers entraînés par les urines ou introduits dans le canal, ou des engorgements chroniques formés à l'intérieur de l'urètre, enfin on a aussi vu une exstose de la branche de l'ischion produire la rétention des urines en déviant et comprimant ce conduit.

Le diagnostic de cette espèce de rétention est facile à établir, parce que la cause en est ordinairement évidente. Son pronostic doit varier selon la nature de la cause qui la produit; et le traitement qu'elle nécessite doit être établi d'après la

double indication que le malade présente : 1° comme
rétention d'urine ; 2° comme rétention d'urine produite par telle ou telle cause qui, étant une maladie particulière, offre elle-même des indications
particulières à remplir.

De la rétention d'urnie produite par des causes qui ont leur siége dans le canal de l'urêtre.

§ LXXXVIII.

Les causes de la rétention d'urine qui ont leur
siège dans le canal de l'urètre sont : 1° L'inflammation des parois de ce conduit ; 2° des petites
tumeurs inflammatoires qui sont ordinairement
le résultat de l'engorgement de quelque cripte
muqueux ; 3° les brides et les rétrécissements ou
strictures qui se forment à la suite de l'inflammation gonorrhéïque ; 4° les corps étrangers entraînés
ou introduits dans le canal. Quelques auteurs ont
aussi placé au nombre des causes de la rétention
d'urine, de prétendues carnosités que l'observation anatomique a démontré ne point exister, à
moins qu'on ne veuille donner ce nom à des petits
fongus tantôt mous, tantôt plus ou moins durs
qui se trouvent quelquefois à l'ouverture de communication du canal de l'urètre avec une fistule
ou un dépôt urineux qui s'est formé d'une manière
très lente.

e l'inflammation de l'urètre et des tubercules inflammatoires qui peuvent s'y développer.

§ LXXIX.

La membrane muqueuse du canal de l'urètre est dinairement le siége primitif de l'inflammation ii affecte ce conduit; son corps fibreux, dans le us grand nombre des cas, n'en est point affecté, s'il en devient le siége, ce n'est que consécuti- ment.

Il est facile de concevoir comment l'inflamma- n de l'urètre peut donner lieu à la rétention urine; il suffit pour cela de se rappeler que l'in- mmation ne peut pas exister sans gonflement de partie enflammée, et que toute tuméfaction des rois d'un conduit en rétrécit nécessairement le ibre. L'inflammation de l'urètre peut être l'ef- des causes générales de l'inflammation; mais linairement elle est le produit d'une cause qui t plus spécialement sur ce conduit : ainsi elle it être occasionnée par l'usage immodéré de bière, par les cantharides appliquées à l'exté- ur ou prises intérieurement, par le cathétérisme l exercé, par l'introduction de bougies char- s de médicaments acres et surtout par l'action virus gonorrhéïque; quelquefois aussi elle est duite par l'action du vice rhumatismal, gout- x ou herpétique.

Diagnostic.

Quelle que soit la cause de l'inflammation de l'urètre, cette affection se manifeste par une douleur brûlante plus ou moins vive qui se fait ressentir dans le canal; le malade éprouve des cuissons en urinant, qui quelquefois sont insupportables ; la verge acquiert un peu plus de volume et devient plus sensible au toucher. A mesure que l'inflammation augmente d'intensité, le jet des urines diminue de volume d'une manière graduelle et plus ou moins rapide ; bientôt les urines ne sortent plus que par un filet, et nécessitent pour leur expulsion des efforts considérables qui provoquent de vives douleurs. Il y a, en outre, des érections douloureuses, fréquentes, quelquefois continuelles, et une matière muqueuse, puriforme, d'un blanc jaunâtre ou d'un jaune verdâtre, plus ou moins abondante, s'écoule du canal.

Pronostic et traitement.

Le pronostic de cette maladie n'est point ordinairement fâcheux ; il doit varier suivant la cause qui lui a donné lieu et le degré d'intensité qu'elle présente.

Les remèdes antiphlogistiques forment la base du traitement de cette maladie ; les boissons adoucissantes et diurétiques, les saignées générales,

les sangsues au périnée, les cataplasmes émollients appliqués sur la même partie, les fomentations de même nature, les bains généraux et de siége, les bains locaux dans du lait ou dans une décoction mucilagineuse suffisent ordinairement pour détruire cette inflammation. Les vésicatoires volants sont très utiles dans les cas où l'inflammation est due à l'action du vice rhumatismal ou du vice dartreux; on doit alors les appliquer sur la partie qui en était primitivement le siége; les bains de pieds animés seront très utiles dans le cas où l'on pourra présumer que la goutte paraît être la cause de l'inflammation.

Les tubercules inflammatoires qui se forment quelquefois dans le canal de l'urètre sont tantôt le produit de l'inflammation des petites nodosités que l'on rencontre assez souvent chez les personnes qui ont eu une ou plusieurs gonorrhées. D'autres fois, ils se manifestent spontanément sans aucune cause connue. La rétention d'urine qui accompagne la formation de ces petites tumeurs a lieu d'une manière plus ou moins lente et est plus ou moins complète, suivant que l'inflammation est plus ou moins rapide dans ses progrès et que la tumeur, avant de s'abcéder, acquiert un volume plus ou moins considérable. Il est rare que cette espèce de rétention exige un traitement particulier; il suffit de prendre quelques bains de

siége et de baigner la partie malade. Dans le cas
où la rétention deviendrait assez complète pour
nécessiter la présence de la sonde, il ne faudrait
pas hésiter à l'introduire. Ramazzini (1) rapporte
l'histoire d'une jeune fille qui eut une rétention
d'urine occasionnée par un tubercule formé dans
le canal de l'urètre. La malade refusa de se laisser sonder, et, au bout de quelques jours, le tubercule se rompit et les urines sortirent à plein canal
avec un peu de pus et sans douleur.

De la rétention d'urine produite par les rétrécissements du canal de l'urètre.

§ IC.

La rétention d'urine produite par des *brides*,
strictures, ou *rétrécissements* du canal de l'urètre,
est celle que l'on rencontre le plus fréquemment
dans la pratique ; elle n'existe que chez les hommes, et elle est si commune, qu'elle forme au moins
les neuf dixièmes des rétentions d'urines ; et toujours dangereuse lorsqu'on l'abandonne à elle-
même, elle est souvent un écueil qui atteste l'im-
puissance de la chirurgie.

Causes.

Cette espèce de rétention est ordinairement,
pour ne pas dire toujours, la suite des blen-

(1) Const. épidem. urb. A. 1194, n° 22.

norhagies qui ont été négligées ou mal trai-
ées, soit qu'on ait fait usage des astringents en
njection d'une manière inconsidérée, soit que, par
ndocilité aux sages conseils du médecin, le ma-
ade, n'ayant pas voulu s'assujettir à un traitement
égulier, ait vu sa blennorhagie se prolonger des
nois et même des années à l'état chronique, soit
nfin que les circonstances particulières au milieu
esquelles il s'est trouvé ne lui aient pas permis de
rendre les soins qu'exigeait sa maladie.

Dans ces différents cas, l'inflammation de la
nembrane muqueuse de l'urètre qui se propage
uelquefois au tissu spongieux de ce canal, se ter-
ine par induration, alors la partie qui a été le
iége de l'inflammation présente un engorgement
lus ou moins étendu, plus ou moins saillant, plus
u moins dur, qui forme obstacle au cours des
rines.

Il est des cas où l'obstacle est une simple bride,
spèce de fausse membrane ou cicatrice, qui a
iccédé, soit à la simple inflammation de la mem-
rane muqueuse du canal, soit à la présence d'une
etite ulcération ; ces cas sont rares et sont les
lus faciles à guérir. Enfin, il existe aussi des ré-
écissements spasmodiques, mais nous ne les
vons jamais rencontrés que comme complication
e véritables rétrécissements préexistants, et tou-
urs en avant de ces derniers, lorsque la réten-

tion d'urine existait depuis longtemps et était parvenue à un haut degré.

Les obstacles ou rétrécissements du canal se
forment, pour l'ordinaire, en avant de sa partie
membraneuse, depuis ce point jusqu'au commencement de la première courbure de la verge ; on
en rencontre aussi, mais rarement, à la distance
de trois travers de doigt de la base du gland, et
plus rarement encore au-dessous de la fausse navi-
culaire.

Diagnostic.

Quelquefois le jet des urines diminue rapide-
ment, mais le plus ordinairement cette diminution
est très lente, presque insensible, et ce n'est qu'a-
près plusieurs années que le malade commence
à s'en apercevoir ; alors la gêne que les urines
éprouvent à franchir le point du canal devient
elle-même une cause d'irritation qui tend sans
cesse à augmenter l'engorgement et à diminuer
conséquemment le jet des urines.

Une fois que le jet a diminué d'une manière
assez marquée pour que le malade soit obligé de
faire des efforts pour expulser les urines, il sent
ordinairement ce liquide sortir avec facilité de la
vessie et être arrêté derrière l'obstacle ; pour
favoriser son expulsion, il tend la verge, qui souvent entre dans une demi-érection, retient le jet

en pressant sur le canal, et le lâche tout à coup en cessant la compression.

Lorsque le jet est devenu très fin, il sort souvent bifurqué, se dirige tantôt à droite, tantôt à gauche, s'éparpille en arosoir, s'arrête quelquefois complètement, ou les urines ne sortent plus que goutte à goutte pour se réunir de nouveau en un petit jet. Une fois la rétention des urines arrivée à ce degré, les efforts que fait le malade pour les expulser, non-seulement sont infructueux, mais encore sont souvent nuisibles à leur expulsion.

Par suite des efforts habituels qu'il fait, il éprouve des douleurs sourdes, une sorte de fatigue dans la verge, dans les aines, dans les reins, un serrement dans les tempes ; avec les progrès de la maladie, il devient irritable, impatient, irascible, très sensible au froid et sujet à des accès de fièvre qui se présentent ordinairement sous la forme pernicieuse ; nous avons vu cette fièvre en imposer à un tel point pour une fièvre intermittente de mauvais caractère, que M. Corvisar et M. Lafise père qui voyaient un de ces malades, lui ont fait prendre jusqu'à 500 grammes de quinquina en poudre entre les accès, sans en obtenir le moindre résultat, et sans se douter que ces accès de fièvre n'étaient que symptomatiques. Nous devons cependant dire que lorsque la rétention d'urine dont il s'agit, est arrivée à ce haut degré, comme

elle porte un trouble dans toute l'économie, que le
malade est dans un état de spasme presque continuel, que les digestions deviennent souvent difficiles. Les toniques en général et le quinquina ainsi
que ses diverses préparations, d'une manière plus
spéciale, doivent lui être administrés, et le sont
presque toujours utilement, en modérant le spasme,
facilitant les digestions et prévenant les accès de
fièvre dont on a parlé, ou les rendant moins inten-
ses et moins prolongés, lorsqu'ils se produisent.

Aux divers symptômes que nous venons d'exposer, se joint souvent un écoulement plus ou moins
abondant de matières muqueuses puriformes qui,
quelquefois, n'a jamais complètement disparu
depuis que le malade a été atteint de blennorhagie, et qui, plus ordinairement, ne paraît que tardivement, lorsque la rétention des urines est parvenue à un haut degré. Cet écoulement qui inquiète
souvent les malades n'est que symptomatique,
dans la plupart des cas, et cesse ordinairement
de se reproduire lorsqu'on a donné un libre cours
aux urines. Quand il se prolonge après cette époque, ce qui est assez rare, on peut être certain
qu'il est de nature syphilitique, et présque toujours alors on rencontre d'autres symptômes caractéristiques de cette affection. Pour le faire
disparaître, il faut soumettre le malade à un
traitement antisyphilitique complet et régulier,

par les frictions et la tisane de salsepareille, que
nous préférons à tout autre traitement, toutes
les fois que le malade ne se refuse pas à le suivre. (1)

L'ensemble des symptômes que nous venons
d'énumérer, bien qu'ils puissent suffire, en général, pour établir le diagnostic de l'espèce de rétention d'urine dont il s'agit, on ne peut cependant, assurer son existence d'une manière positive,
qu'en explorant le canal au moyen d'une sonde
métallique d'un numéro un peu fort, qui le remplisse sans le distendre ; si en l'introduisant, elle
pénètre avec facilité, et pour ainsi dire par son
propre poids, jusqu'au col de la vessie, il n'y a pas
de doute que la rétention d'urine est due à une
autre cause qu'à un rétrécissement de l'urètre ; si
au contraire, elle est arrêtée dans son parcours,
le point d'arrêt est le point malade ; tous les autres moyens d'exploration sont fautifs ; le porte-
empreinte de Ducan, est un véritable *porte-erreur*,
et quoi qu'en dise M. Maisonneuve, la bougie à
bout d'olive peut encore induire en erreur, en

---

(1) Nous préférons ce mode de traitement, parce qu'il ne nous
a jamais manqué, et que, administré comme nous le faisons, il
est d'une parfaite inocuité ; tandis que toutes les préparations
mercurielles ou d'iode, prises à l'intérieur, sont toujours plus ou
moins nuisibles à l'organisation, et laissent le malade exposé à
d'assez fréquentes récidives.

heurtant à son retour, soit contre un pli de la muqueuse du canal, soit contre la saillie d'un lacune
muqueux.

Pronostic.

La rétention d'urine produite par les rétrécissements du canal, est en général une maladie grave,
et elle est d'autant plus grave qu'elle est plus ancienne, plus avancée, c'est-à-dire portée à un plus
haut degré, que le malade est plus irritable ; et
qu'il a déjà subi un ou plusieurs traitements ; elle
est plus grave lorsqu'il y a plusieurs obstacles
que lorsqu'il n'en existe qu'un seul ; plus grave
quand l'obstacle est étendu que lorsqu'ils est très
limité ; lorsqu'il est le produit de l'induration de
la membrane muqueuse et d'une partie correspon-
dante du corps spongieux du canal , que lorsque
l'induration ne s'étend pas au delà de la membrane muqueuse. Enfin le cas le moins grave, est
celui où l'obstacle au cours des urines, n'est qu'une
simple bride ou cicatrice légère de peu d'étendue.

La rétention d'urine dont il s'agit, est assez souvent compliquée d'abcès urineux, de fistules urinaires, de fausses routes pratiquées en voulant sonder
le malade; quelquefois du catarrhe de la vessie, du
gonflement de la glande prostate et d'autres affections des voies urinaires; on conçoit que dans
tous ces cas, le pronostic doit être d'autant plus

fâcheux que la complication est plus grave de sa nature, et que l'état général du malade est moins satisfaisant.

Traitement.

On peut réduire à deux espèces, le traitement de la rétention d'urine produite par les rétrécissements du canal, savoir : le traitement par dilatation et celui par la cautérisation ; le premier est le plus ancien, il n'est que palliatif ; le second est curatif dans beaucoup de cas ; il n'était point employé en France avant les observations que nous avons publiées en 1808, dans le *Journal général de médecine* et le Mémoire que nous avons publié en 1818, sur les avantages de ce traitement comparé au traitement par dilatation.

Traitement par dilatation.

On peut réduire à deux modes tous les traitements qui ont lieu par dilatation savoir ; le traitement par les bougies et le traitement par les sondes ; tous les deux agissent de la même manière, c'est-à-dire mécaniquement; en écartant l'obstacle et l'aplatissant contre les parois du canal ; en vain, a-t-on voulu attribuer certaines propriétés médicinales à quelques-uns des corps dilatants dont on s'est servi, ces prétendues propriétés n'ont jamais été que relatives au mode de sensibilité de l'u-

rètre chez les différents malades : ainsi il est tel
malade dont la sensibilité du canal s'accommodera
très bien de la bougie emplastique, qui ne pourra
pas supporter la bougie de gomme élastique, et
réciproquement. Cette différence dans le rapport
du corps dilatant avec la sensibilité du canal,
naturelle quand le malade n'a encore subi
aucun traitement, peut s'acquérir par un effet de
l'habitude. Dans les deux cas, il faut, lorsqu'on
doit traiter un malade par la dilatation, avoir égard
à ce rapport du corps dilatant avec la sensibilité
du canal, et employer de préférence le corps
dilatant que le malade supporte le plus facilement.

Dilatation par les bougies. — Si le rétrécissement du canal est très avancé, que le malade né
rende les urines que par un jet très fin ou seulement goutte à goutte, il faudra se servir d'une
bougie très fine, soit en emplastique, soit en
gomme élastique, et essayer quelquefois tantôt
l'une tantôt l'autre ; on aura soin de la bien graisser
d'huile et on la portera sur l'obstacle, en ayant la
précaution de bien tendre la verge pour la faire
glisser plus facilement, une fois qu'on la sentira
s'engager dans l'obstacle, on la poussera doucement, jusqu'à ce qu'on sente qu'elle fléchit, alors
on essaiera légèrement de la retirer et si elle
résiste, ce qui indiquera qu'elle est engagée, on
la laissera à demeure, en recommandant au malade

de la pousser un peu plus en avant lorsqu'elle aura séjourné une demi heure, trois quarts d'heure, une heure ; car souvent ce temps suffit pour qu'il se produise un certain relâchement dans l'obstacle qui favorise le passage de la bougie. Si le malade est craintif ou s'il manque d'adresse pour agir lui-même, il faudra, si le cas est urgent, attendre auprès de lui le temps nécessaire pour profiter du relâchement qui permettrait le passage de la bougie à travers l'obstacle. Une fois que la bougie aura traversé l'obstacle ou qu'elle sera fortement engagée, on la fixera avec du coton à mèche sur la verge, en recommandant au malade de la conserver le plus longtemps qu'il pourra, et de la replacer aussitôt qu'il aura uriné, s'il la retire pour uriner, et au bout de quelques heures seulement, s'il a été obligé de la retirer à cause de l'irritation qu'elle causait par sa présence.

Une fois qu'une bougie a pu être engagée dans l'obstacle et qu'elle l'a franchi, on en continue l'usage jusqu'à ce que le relâchement qui survient permette d'en substituer une autre d'un plus gros volume ; cette substitution successive doit être très graduée, et il y a toujours avantage à ne le faire que lorsque le relâchement survenu est assez grand, pour que les urines puissent couler entre la bougie et le canal. Un mois, deux mois et quelquefois trois mois, sont nécessaires pour obtenir une dilatation suffisante pour que les urines puissent sortir en remplissant le canal ; porter la dilatation au-delà de ce point, qui est en rapport avec son calibre naturel, serait non-seulement inutile, mais encore ce serait souvent nuire au malade, en provoquant une irritation capable de détruire tout le fruit du traitement ; comme nous en avons vu de fréquents exemples.

Lorsque l'on se sert de bougies emplastiques ou de cire, on n'a jamais à craindre de pratiquer de fausses routes ; mais il n'en est pas de même si l'on emploie les bougies de gomme élastique, celles-ci étant plus résistantes, peuvent, au lieu de plier lorsqu'on presse pour les faire pénétrer dans l'obstacle, percer la membrane muqueuse de l'urètre et faire fausse route : il faut donc, lorsqu'on se sert de ces dernières, apporter la plus grande attention à la nature de la résistance que l'on sent, interroger le malade avec soin, sur la nature de la douleur ou de la sensation qu'il éprouve, par le contact de la bougie, et la pression que l'on exerce pour la faire pénétrer dans l'obstacle ; et quand elle y est engagée, ne presser que légèrement et avec précaution en la roulant entre les doigts, pour la pousser jusqu'au delà de l'obstacle ; dès qu'on juge qu'elle l'a dépassé, on doit ne l'engager au-delà qu'autant que l'on n'éprouve aucune résistance, et s'arrêter du moment où elle commence à fléchir sous la main qui la presse.

Aux bougies emplastiques et de gomme élastique nous préférons les sondes très fines qui sont plus souples que les bougies de gomme élastique et qui, par leur finesse, peuvent aussi facilement être engagées dans l'obstacle. Ces sondes une fois qu'elles on dépassé l'obstacle ont l'avantage de n'avoir pas besoin d'être retirées pour livrer passage aux urines; la dilatation du canal devient alors, par leur séjour continu, beaucoup plus prompte. La substitution successive des sondes, doit être faite dans les mêmes conditions que celle des bougies, c'est-à-dire, seulement lorsque les urines passent entre la sonde et le canal, et il y a avantage à suivre dans cette substitution une gradation très mesurée, en passant toujours du numéro faible au même numéro fort, avant de passer à un numéro au-dessus.

§ LXXXII.

Ainsi, lorsqu'on se sert de sondes de gomme élastique pour parvenir au même résultat que par les bougies, le traitement est tout à fait le même, si l'on commence par se servir d'une sonde très fine pour traverser les obstacles ; mais il est des cas où l'on ne peut point franchir les points rétrécis du canal quelque tentative que l'on fasse ; pour y parvenir on est alors obligé d'employer la force et de se servir des sondes d'argent. Le cathétérisme dans

ce cas est une opération fort délicate qui demande
à être exécutée avec les plus grands ménagements.
Pour la pratiquer il faut se servir d'une sonde d'une
moyenne grosseur, c'est-à-dire du numéro 6 ou 7,
à parois solides et armée d'un mandrin de fer,
le bout de cette sonde devra être terminé par un
léger cône bien arrondi et très lisse. Après avoir
bien graissé la sonde avec de l'huile ou du beurre
frais, l'opérateur se place au côté gauche du malade, introduit la sonde jusqu'à l'obstacle et cherche à le franchir en tenant de la main gauche la verge
exactement tendue sur la sonde, pendant qu'avec
la droite, il presse sur l'obstacle et fait exécuter à
l'instrument de légers mouvements de rotation ;
si les premières tentatives ne réussisent pas, il ne
faut point se rebuter, surtout si l'on s'aperçoit
que la sonde s'engage sans que le malade éprouve
de douleur un peu vive. Dans ce cas, on ne doit
point déranger la sonde et réitérer les tentatives
après avoir pris quelques instants de repos ; car ce
n'est quelquefois qu'après plusieurs heures de
travail que l'on parvient à franchir l'obstacle, et
nous ne craignons pas de dire, qu'il faut alors au
moins autant de constance de la part de l'opérateur
que de patience de la part du malade (1).

---

(1) Nous avons, dans un cas de rétention complète, agi pendant deux heures avant d'avoir pu franchir l'obstacle, et, dans

Lorsqu'on a franchi l'obstacle, on doit faire en sorte de pénétrer dans la vessie ; cette seconde partie de l'opération n'est pas toujours facile, et demande, peut-être, plus de précautions encore de la part de l'opérateur, parce que les fausses routes pratiquées au delà de l'obstacle sont bien plus dangereuses que celles que l'on peut faire en avant des mêmes obstacles; celles-ci sont rarement dangereuses, elles ne donnent ordinairement lieu qu'à un simple dépôt urineux ; les premières, au contraire, sont souvent mortelles, parce qu'elles sont suivies d'une infiltration d'urine dans le petit bassin.

Toutes les fois donc qu'après avoir franchi les obstacles on éprouvera des difficultés pour parvenir à la vessie, on aura soin d'introduire l'indicateur de la main gauche dans l'anus du malade, et de le porter aussi avant qu'il sera possible afin de s'en servir pour guider la sonde : si malgré ce moyen, on éprouve de la résistance, il ne faut point chercher à la vaincre de vive force, car souvent l'obstacle qu'on a franchi dévie à un tel point la sonde de la route qu'elle devrait suivre pour arriver dans la vessie, que toute tentative à cet égard sera toujours infructueuse dans le pre-

---

un cas tout récent encore, nous ne sommes parvenu à franchir l'obstacle qu'après plus de quatre heures des tentatives les plus pénibles.

mier moment ; on doit se décider alors à laisser la sonde dans la situation où elle se trouve ; car il suffit qu'elle ait franchi l'obstacle pour qu'elle puisse recevoir et transmettre les urines au dehors et procurer ainsi du soulagement au malade.

Nous croyons même devoir ajouter, d'après de nombreuses expériences couronnées du plus constant succès, que, dans tous les cas où la sonde, sans pénétrer dans la vessie, livre un écoulement facile aux urines, il est inutile de faire la moindre tentative pour l'introduire dans cet organe, que sa présence ne peut que fatiguer sans favoriser en rien la dilatation du canal. Nous dirons de plus que, dans bien des cas, elle suffit pour prévenir l'infiltration ultérieure des urines, lorsqu'il s'est fait une crevasse au canal au dessous de l'obstacle, et pour favoriser la guérison des fistules urinaires, s'il en existe.

La sonde d'argent une fois placée, on la fixe avec des rubans de fil à un bandage de corps ou à un suspensoir convenablement disposé : on la laisse pendant vingt-quatre heures, et au bout de ce temps, on lui en substitue une de gomme élastique de même calibre, ou d'un calibre plus faible, et jamais d'un calibre plus fort ; on laisse celle-ci cinq à six jours ou plus, jusqu'à ce que les urines passent entre la sonde et le canal, alors on la retire pour lui en substituer une d'un numéro au

dessus et l'on continue ainsi tous les huit ou dix
jours de placer un numéro plus fort, jusqu'à ce
qu'on soit arrivé aux numéros 7, 8 ou 9 que l'on
fait porter pendant vingt à trente jours plus ou
moins, en ayant soin de la retirer tous les six ou
huit jours, pour la nettoyer ou lui en substituer
une autre du même calibre.

Tout numéro au dessus du calibre naturel du
canal est non seulement inutile au résultat que l'on
veut obtenir, mais encore, il est souvent nuisible
par la distension forcée qu'il exerce sur les parois
de l'urètre.

Dans aucun cas, après avoir sondé le malade de
vive force, on ne devra chercher à substituer immédiatement une sonde de gomme élastique, à la
sonde d'argent, car non-seulement, il est très rare
que l'on puisse y parvenir, et l'on perd alors
presque tout le fruit de l'opération ; mais encore
lorsqu'on y parvient, c'est ordinairement en provoquant un tel état d'irritation, que le malade ne
peut pas supporter le séjour de la sonde, au delà
de quelques heures, où même de quelques instants.

Les deux modes de traitement dont nous venons de parler, ne sont que palliatifs ; presque
toujours au bout de quelques mois, d'un an, deux
ans plus ou moins, la maladie récidive et l'on est
obligé de recourir de nouveau aux mêmes moyens,

mais plus on fait usage de ces moyens, plus la maladie s'aggrave ; les obstacles habituellement comprimés deviennent durs, calleux et cèdent de jour en jour moins facilement aux corps dilatants avec lesquels on les écarte du centre du canal pour les applatir contre les parois.

Traitement par le caustique.

§ LXXXIII.

Le traitement par le caustique n'est point dans le même cas ; nous n'avons encore aucun exemple de récidive, parmi les maladies que nous avons traités à l'état vierge, c'est-à-dire lorsque les malades n'avaient encore employé ni sonde ni bougie. Il n'en est pas de même des cas où les malades avaient déjà eu recours une ou plusieurs fois à l'un ou l'autre des traitements dont nous venons de parler. La guérison, dans ces cas, a toujours été plus longue à obtenir et plusieurs maladies ont récidivé : les récidives, d'après les faits qui nous sont connus, s'élèvent à environ un dixième, et c'est particulièrement les maladies qui ont exigé le traitement le plus long qui ont récidivé (1).

---

(1) Dans ces cas mêmes les récidives ont été beaucoup plus tardives qu'à la suite du traitement par la dilatation, et il a toujours été plus facile alors de franchir de nouveau l'obstacle, soit avec les bougies, soit avec les sondes.

Nous devons cependant dire que parmi les guérisons radicales que nous avons obtenues chez des malades qui avaient déjà été soumis à plusieurs traitements par les sondes et les bougies, il en est dont la rétention compliquée d'un véritable catarrhe de vessie ne nous laissait presque aucun espoir de guérison (1).

Dans ces cas, l'affection catarrhale avait été provoquée évidemment par le séjour prolongé des sondes dans la vessie. Nous avons plusieurs faits très curieux de cette nature dont nous réservons la publication à un autre temps et qui trouveront mieux leur place dans une monographie.

Pour se servir du caustique, on prend une bougie creuse ou canule cylindrique de gomme élastique d'un volume égal au calibre du canal, on place à son extrémité la plus unie, un morceau cylindrique de pierre infernale que l'on fixe au moyen d'un peu de substance résineuse en fusion, ou tout simplement d'un peu de l'emplastique dont on fait les bougies de même nom, dites de Daran, en ayant soin qu'il soit enveloppé de toutes parts, soit par la canule, soit par la matière qui sert à le fixer, de manière qu'il ne présente à nu que sa surface plane qui doit être mise en contact avec l'obstacle.

Manuel. — Pour porter le caustique sur le point

_____

(2) Un de ces malades avait déjà subi neuf traitements par les sondes.

du canal qui forme obstacle à l'écoulement des urines, on s'assure préalablement de sa situation, en introduisant une sonde de gomme élastique sans mandrin ou une bougie quelconque d'un volume à peu près égal au calibre du canal. On a soin de bien tendre la verge sur la bougie, on marque le point où elle s'est arrêtée, on prend la même longueur sur la bougie armée du caustique, on couvre celui-ci de suif, et après avoir bien huilé la bougie, on l'introduit jusqu'à l'obstacle, en ayant le soin de bien tendre la verge. La durée de l'application doit varier suivant la sensibilité du malade depuis une demi m̃inute, ju'à une minute, et l'on ne doit la réitérer que tous les trois jours.

Ce traitement dont on peut lire tous les détails dans le Mémoire que nous avons publié sur ce sujet, avec le rapport de l'Institut (1), a l'avantage de ne point assujétir le malade à rester chez lui ; il est, en général, moins long, moins douloureux que les deux autres modes de traitement, et la guérison radicale en est plus assurée. Les accès de fièvre nerveuse si souvent provoqués par la présence habituelle des sondes ou des bougies dans le canal, et par les tentatives infructueuses que l'on fait quelquefois pour franchir les obstacles, ne

---

(1) *Mémoire sur la rétention d'urine, produite par les rétrécissements du canal de l'urètre.* Broch. in-8o. Paris, **1818.**
Voyez la note A à la fin du volume.

se montrent point chez les malades que l'on traite
par le caustique, à moins que l'on ne fasse une trop
forte application dans un moment où le malade
est déjà mal disposé.

Pendant le cours de ce traitement prudem-
ment administré, on ne voit jamais survenir d'accidents; le jet des urines s'améliore quelquefois
dès la première touche; il n'assujettit point le
malade à rester chez lui, et tous peuvent facilement le supporter; il n'en est pas de même, comme
on sait, du traitement par dilatation, beaucoup de
malades supportent difficilement, ou ne peuvent
pas supporter du tout le séjour prolongé des bougies ou des sondes dans le canal de l'urètre, et
trop fréquemment leur présence chez certains individus provoque des inflammations sympatiques
des plus graves qui se terminent par de vastes
abcès, et quelquefois par la gangrène des parties
affectées, le scrotum et les testicules sont le siége
le plus ordinaire de ces inflammations qui souvent
compromettent la vie du malade.

Depuis que nous avons publié notre mémoire
sur l'emploi du caustique comme moyen curatif
des rétrécissements du canal de l'urètre, de nombreux praticiens ont cru faire mieux que nous, en
ayant recours à d'autres modes d'en opérer l'application; le docteur Ducan, surtout, s'était attiré
l'attention du public et même de quelques prati-

ciens distingués, par une multitude d'instruments aussi ingénieux qu'inutiles et susceptibles même d'induire en erreur, au moyen desquels il croyait arriver d'une manière plus prompte et plus certaine à la destruction des obstacles ; mais en examinant sa méthode avec un peu d'attention, il est aisé de voir qu'elle n'était, en réalité, qu'une méthode de dilatation plus expéditive ; aussi, dans la brochure qu'il a publiée, ne cite-t-il que des malades guéris depuis six mois, sans récidive, tandis qu'il en avait traité depuis plus de deux ans, dont il se garde bien de parler ; ces derniers avaient déjà récidivé, comme il arrive presque toujours pour les malades traités par la dilatation. En sorte qu'en définitive, nous pouvons affirmer que toutes les améliorations que l'on a cru apporter à notre méthode n'ont servi qu'à la discréditer par la mauvaise application qu'on en a faite.

Nous ne citerons que pour mémoire, la méthode de dilatation, au moyen des sondes pleines, en étain, dont on porte le volume successif par gradations presque insensibles jusqu'à un numéro fort élevé au-delà de l'extension normale du canal de l'urètre, car cet excès d'extension est sans utilité pour le malade, s'il ne s'assujettit à l'entretenir, et s'il cesse toute dilatation, la récidive a lieu, comme avec les autres méthodes du même genre. Nous en dirons autant des scarifications exécutées par quelques praticiens comme adjuvant de la dilatation et même de l'*urétrotomie* pratiquée d'abord par M. Syme (d'Édimbourg) et M. Reybard (de Lyon) et que M. Maisonneuve s'est, en quelque sorte, appropriée en l'améliorant, en se servant pour l'exécuter d'un instrument analogue au *lithotome* caché de frère Côme, dont il a fait avec bonheur un *urétrotome*; car de l'aveu de M. Maisonneuve, l'urétrotomie suppose d'abord la dilatation préalable du canal, dilatation qui n'est pas toujours possible, à moins de vaincre l'obstacle de vive force ; il faut ensuite préparer le malade, comme s'il devait subir une des opérations les plus graves, le chloroformer pour pratiquer l'opération, et l'opération pratiquée, une série d'accidents peuvent se produire, tels que l'hémorragie, l'engorgement du testicule, les abcès urineux, la fièvre urétrale, etc., sans compter les douleurs produites par le passage des urines, lesquelles durent de huit à dix jours, et l'assujettissement pendant au moins six semaines, de passer, tous les jours, une bougie d'étain de gros calibre, et cela sans détruire aucun obstacle, et dans la vue d'obtenir une large cicatrice, but incertain, quoiqu'on en dise, pour qui connaît la tendance naturelle des cicatrices à se resserrer.

De la rétention d'urine produite par la présence des corps étrangers dans le canal de l'urêtre.

Nous avons exposé § LXVII — LXVIII, et LXIX les symptômes, le diagnostic, le pronostic et le traitement de cette espèce de rétention ; il nous paraît inutile de revenir sur cet objet.

De la rétention d'urine produite par des tumeurs développées dans le voisinage du canal.

§ LXXXIV.

C'est par une simple compression des parois de l'urètre que cette espèce de rétention a lieu ; la cause est ici évidente ; le diagnostic de la maladie est facile, il suffit d'un examen attentif des parties pour l'établir. Le pronostic doit varier suivant la nature de la cause. Si elle est amovible, il ne peut pas y avoir de danger, la guérison s'obtiendra avec facilité ; si au contraire, elle est inamovible, la rétention est incurable, il ne reste de ressource que dans l'usage habituel de la sonde. Dans le cas de tumeur amovible, la rétention peut quelquefois exiger l'introduction de la sonde et même la ponction de la vessie en cas d'urgence, si la compression qui produit la déviation du canal est telle qu'il soit impossible d'en écarter les parois vers le point comprimé et d'en suivre la direction.

Le traitement de cette espèce de rétention consiste à détruire la tumeur qui comprime le canal et à faire usage de la sonde lorsque les urines sont complètement retenues.

De l'hematurie ou pissement de sang et de la rétention d'urine qui peut en être la suite.

Le pissement de sang n'est pas une maladie très rare, il est le résnltat d'une hémorrhagie, dont le siége existe vers un point variable des voies urinaires ; les reins, les urètres, la vessie, le col de cet organe et le canal de l'urètre peuvent en être la source : des causes diverses peuvent le produire.

Causes.

Un effort violent pour soulever un fardeau , une longue course à pied, à cheval ou en voiture ; l'usage prolongé des boissons échauffantes , des diurétiques stimulants, des purgatifs drastiques, sont les causes les plus ordinaires du pissement de sang dont la source est dans les reins ; il est quelquefois aussi le résultat d'un effort critique dans divers cas de maladies inflammatoires ; il se trouve alors accompagné d'un sentiment de pesanteur et de chaleur qui annoncent la pléthore locale. Une plaie pénétrante , un coup porté avec violence sur les lombes, une chute sur le bassin peuvent encore le déterminer ; mais une des causes les plus fréquentes de sa production est la présence d'une ou plusieurs petites pierres murales dans les entonnoirs ou le bassinet des reins ; dans ce dernier cas, le malade éprouve des douleurs plus ou moins vives dans la région des reins, quelquefois il a déjà été atteint de colique néphrétique et ordinairement il a rendu des graviers plus ou moins volumineux.

Les uretères sont-ils quelquefois la source du pissement de sang ? Il est à présumer d'après la texture serrée de leur tissu, qu'il n'existe peut-être aucun fait bien avéré d'une pareille origine ; il n'en est pas de même de la vessie, car la membrane muqueuse qui la tapisse, comme toutes les membranes de cette nature, peut facilement laisser échapper le sang de ses vaisseaux capillaires.

L'effusion du sang dans la vessie peut provenir d'un ulcère, d'un fongus développé dans cet organe, elle peut être occasionnée par la présence d'une pierre murale; quelquefois aussi elle est le résultat d'une pléthore locale, éventuelle, d'un effort critique dans certaines maladies ou d'une pléthore locale amenée par la suppression des règles , des hémorroïdes ou de toute autre évacuation sanguine habituelle; une secousse violente, l'équitation

prolongée, l'abus des plaisirs vénériens, la masturbation, l'usage des diurétiques chauds, des drastiques, des cantharides sont autant de causes qui
peuvent provoquer l'effusion du sang dans la vessie.

Lorsque l'écoulement du sang a sa source au
col de la vessie, il provient ordinairement de la
rupture des veines variqueuses qui rampent à sa
surface; cet écoulement est quelquefois périodique
et succède dans plusieurs cas, à la suppression
des règles, des hémorroïdes ou de toute autre évacuation sanguine habituelle.

Le pissement de sang qui a sa source dans le
canal de l'urètre, est rarement le produit d'une
cause interne ; il provient pour l'ordinaire d'une
cause mécanique ou chimique qui déchire ou cor-
rode les vaisseaux de la membrane muqueuse qui
tapisse l'intérieur de ce canal. Une forte contusion,
un petit calcul hérissé de pointes qui s'engage dans
l'urètre et est poussé avec force par les urines;
l'introduction forcée des sondes et des bougies, et
quelquefois la chute des escarres dans le traitement des strictures par le caustique, telles sont les
causes du pissement de sang provenant de l'urètre,
que l'on rencontre le plus communément dans la
pratique.

Diagnostic.

Le diagnostic de la maladie dont il s'agit n'est pas difficile ; il suffit pour l'établir de voir les urines que rend le malade ; la présence du sang y est facile à reconnaître, tant par la couleur rouge dont elles sont teintes, que par la fibrine qui s'en sépare au moyen du repos ; mais il n'est pas ordinairement aisé de connaître la source de l'hémorrhagie, ni la cause qui la produit. Sous ce double rapport, le diagnostic est quelquefois très obscur : il faut, pour s'éclairer à cet égard, remonter aux circonstances commémoratives, tenir compte des symptômes qui ont précédé et qui accompagnent l'écoulement du sang, et procédant par voie d'exclusion, arriver aux symptômes patognomoniques ou caractéristiques de la maladie.

Pronostic.

Le pronostic du pissement de sang doit varier suivant la cause qui lui a donné naissance et l'entretient, et la source d'où il procède ; ainsi on peut dire, en général, que la sûreté du pronostic est tout à fait sous la dépendance du diagnostic ; son degré de gravité devra donc varier suivant que la cause qui le produit et l'entretient sera plus ou moins susceptible d'être attaquée et détruite ; suivant l'état général du malade, suivant l'intensité de l'hémorrhagie, suivant qu'elle sera critique ou seulement symptomatique d'une autre maladie, et dans ce dernier cas, la gravité du pronostic devra encore varier suivant que la maladie dont le pissement de sang n'est qu'un symptôme, sera elle-même plus ou moins grave. Ainsi il sera[1] moins grave s'il est la crise d'une maladie inflammatoire, ou s'il dépend d'un état général de pléthore, que s'il dépend d'un relâchement du tissu des reins, de la présence de petites pierres murales dans le bassinet des reins, d'une pierre murale dans la vessie, ou d'un ulcère, ou d'un fongus dans cet organe ; il devra aussi être moins grave s'il succède à une évacuation périodique ou habituelle supprimée, que s'il survient sans cause connue ; plus grave s'il a sa source dans les reins ou dans la vessie que s'il procède du canal de l'urètre.

Traitement.

L'hématurie présente deux indications à remplir ; la première consiste à donner issue au sang contenu dans la vessie ; la seconde à empêcher qu'il ne s'en épanche de nouveau.

On remplit la première indication en sondant le malade avec une grosse sonde portant de larges yeux, en faisant des injections dans la vessie pour délayer les caillots et en faciliter la sortie, en aspirant le sang coagulé au moyen d'une seringue convenablement adaptée au pavillon de la sonde ; enfin, en ayant recours, au besoin, à une sonde à double courant pour pratiquer les injections (1).

Cette première indication remplie, et il n'est pas toujours facile d'y parvenir, il faut arrêter l'hémorrhagie, ou, si elle est arrêtée, faire en sorte de la prévenir, de s'opposer à sa reproduction.

Cette seconde indication, pour être remplie avec succès, exige des moyens variés, dont les uns devront être appliqués immédiatement sur la partie qui est la source de l'hémorrhagie, afin de l'arrêter le plus promptement possible, et dont les autres devront agir sur des parties éloignées, soit pour produire une révulsion, soit pour enlever à l'hémorrhagie le sang qui l'alimente.

Le froid, appliqué sur la partie que l'on présume être le siége de l'hémorrhagie, est, pour ainsi dire,

---

(1) La sonde proposée par M. Mercier, pour retirer les débris de la pierre brisée dans la vessie par le lithotriteur, nous paraît très-convenable pour arriver au même résultat. On pourrait même avec cette sonde, non-seulement injecter de l'eau dans la vessie et obtenir l'effet de la sonde à double courant, mais encore diviser et saisir les caillots pour les entraîner au dehors. (On trouve cette sonde chez Charière, place de l'Ecole-de-Médecine.)

le seul moyen immédiat que l'on puisse employer pour l'arrêter ; ainsi on appliquera des compresses trempées dans de l'eau glacée, ou même la glace brisée en petits morceaux, enfermés dans une vessie enveloppée d'un taffetas gommé, ou autre tissu imperméable à l'eau, sur la région des reins, si l'on croit que le sang a sa source dans ces organes ; sur le bas-ventre et sur l'anus et le périnée, si l'on croit que la vessie est la source même de l'épanchement du sang ; enfin, sur le point du canal de l'urètre qui fournit à l'hémorrhagie, si elle provient de ce conduit. Dans ce dernier cas, nous avons toujours fait concourir avec avantage la compression exercée sur le point que l'on présume en être la source, avec la glace même. Dans le cas où l'hémorrhagie aurait sa source dans la vessie, les injections froides et astringentes pourront être employées utilement, en cas d'urgence et d'insuffisance des autres moyens. Dans quelques cas même de cette dernière espèce, il sera utile et même nécessaire de ne pas donner issue à tout le sang qui s'est épanché, afin que des caillots, en se formant, puissent faire obstacle à la continuité de l'épanchement, ou en prévenir le renouvellement.

Lorsque le pissement de sang sera le résultat d'un effort critique de la nature, il surviendra alors dans le cours d'une affection inflammatoire, avec amélioration sensible dans l'état général du malade. Il faudra, dans ce cas, le respecter, à moins que, par son abondance, il ne fasse courir des dangers pour la vie. Il faudra encore le respecter s'il supplée une évacuation sanguine habituelle supprimée ; mais il faudra alors immédiatement recourir aux moyens que l'on jugera les plus propres à rappeler l'évacuation supprimée. La saignée du bras devra être largement employée dans le cas où le pissement de sang sera le résultat d'une pléthore générale ou même locale. L'application des sangsues sur la partie que l'on présume être le siége de l'hémorrhagie pourra aussi être employée utilement dans ce dernier cas, surtout s'il y a chaleur, douleur et tension locale. Cependant, s'il s'agissait de la vessie, il faudrait, de préférence, faire l'application des sangsues au fondement. L'application des sangsues, des ventouses sèches et scarifiées, partiquée sur les reins, les cataplasmes émollients sur cette région, les bains et les demi-bains, conviennent si l'hémorrhagie provient de la présence de petites pierres murales arrêtées dans le bassinet des reins, et il faudra, dans ce cas, faire prendre, sans hésiter, au malade, de 10 à 15 grammes de bicarbonate de soude par litre d'une infusion mucilagineuse ou d'une légère décoction de chiendent. Nous recommandons l'application des sangsues au fondement et la même boisson, s'il existe une pierre murale dans la ves-

sie. Tout ce que peuvent dire ou écrire les litho-
triteurs contre l'usage du bicarbonate de soude ne
saurait détruire les salutaires effets que nous en
avons constamment obtenus dans les affections
calculeuses des reins et même de la vessie.

NOTE.

—

D'après la manière dont nous procédons, il est facile de voir que l'obstacle, rétrécissement ou stricture, comme on voudra l'appeler, est attaqué d'avant en arrière, et que sa surface la plus extérieure, seulement, se trouve en contact avec le caustique, dont les parois du canal sont abritées par la canule, et l'emplastique qui couvre la partie du caustique en saillie hors de la canule. Chaque *touche* produit une petite escarre ; il survient un léger écoulement purulent, mêlé de mucosités, qui détache l'escarre. Cet écoulement, qui se prolonge durant le traitement, et même quelque temps encore après la destruction des obstacles, n'a rien d'inquiétant ; il est inévitable, utile au dégorgement de l'obstacle et nécessaire à la séparation des petites escarres ; il persiste après le traitement jusqu'à ce que la cicatrice qui succède à leur destruction ait acquis toute la solidité qu'elle doit avoir.

Pour prévenir la récidive, après la destruction des obstacles, nous recommandons au malade l'usage d'une bougie ou d'une sonde de gomme élastique du calibre du canal, qu'il introduit, le soir en se couchant, jusqu'auprès du col de la vessie, et qu'il conserve le plus de temps qu'il peut, en la fixant sur la verge au moyen d'un fil de coton à mèche, ou qu'il passe seulement dans le canal plusieurs fois par jour, si l'irritabilité de l'urètre ne lui permet pas de la garder.

Cette pratique doit être continuée pendant tout le temps que dure l'écoulement, et encore huit ou dix jours après qu'il

aura cessé, pour donner le temps à la cicatrice qui succède
à la destruction des obstacles de bien se consolider sur la
sonde ou la bougie qui lui sert, en quelque sorte, de moule.

Nous croyons devoir observer, en terminant cette note, que
le traitement par le caustique n'est point applicable aux rétrécissements qui résultent du spasme d'un point quelconque
du canal, et que l'on ne rencontre qu'en avant de sa première
courbure. Ces rétrécissements ne doivent être traités que par
la dilatation très graduée à laquelle ils cèdent facilement. Il
en est de même du resserrement spasmodique de l'ouverture
du méat urinaire, que nous avons vue portée au plus haut
degré chez un malade qui n'avait qu'un obstacle ou rétrécissement ordinaire vers la courbure du canal, ce que nous
avons appris, en nous informant auprès du confrère qui avait
déjà traité ce malade, par dilatation, il y avait huit à dix ans,
époque à laquelle le méat urinaire se trouvait à l'état
normal.

Lorsque les rétrécissements spasmodiques ont cédé à la
dilatation, nous attaquons par le caustique les obstacles de
la courbure et ceux plus en arrière qui peuvent exister, et
une fois ceux-ci détruits, les rétrécissements spasmodiques
ne se reproduisent plus. C'est, du moins, ce que nous avons
constamment observé dans le cours de notre pratique.

Nous ne croyons pas aux rétrécissements spasmodiques de
quelques points très limités de l'urètre, persistant d'une manière continue, et pouvant simuler de véritables obstacles
dans tout autre cas que celui que nous venons de signaler.
Des rétrécissements spasmodiques du canal peuvent se produire instantanément dans une plus ou moins grande étendue,
sous l'influence des mêmes causes qui produisent le spasme
du col de la vessie qu'ils accompagnent assez souvent ; mais
alors ils cèdent, comme ce dernier, à l'action du cathétérisme et n'exigent aucun traitement spécial.

Il est une observation que nous ne devons pas passer sous

silence, c'est que, si la plupart des malades éprouvent une légère cuisson au contact du caustique à chaque application, il en est aussi qui n'éprouvent pas la moindre douleur ; les malades alors croient que le caustique n'agit pas, et des praticiens peu réfléchis, qui ont eu de semblables malades à traiter, ont cru, dans ce cas, pouvoir en rapprocher et prolonger les applications, et, accumulant, par ce fait, escarre sur escarre, sans leur laisser le temps de se détacher, ont fini par produire une rétention complète des urines. Il faudra donc éviter avec soin de procéder autrement que nous l'avons dit, quelle que soit la sensibilité du malade au contact du caustique.

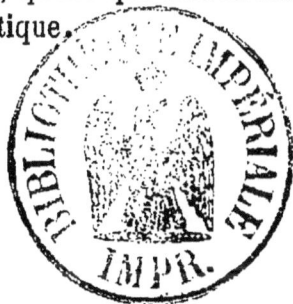

FIN.

TABLE DES MATIÈRES

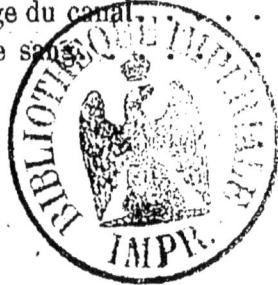

Ouvrages publiés du même auteur.

Mémoire sur le traitement par le caustique
des

RÉTENTIONS D'URINE,

Produites par les rétrécissements du canal de l'urètre.

ESSAIS SUR LES MALADIES HÉRÉDITAIRES.

DU CHOLÉRA ASIATIQUE.

DU TRAITEMENT DE L'ALIÉNATION MENTALE.

Ouvrages à publier et sous presse.

HYGIÈNE DES HABITATIONS

Ou Traité des Habitations considérées sous le double rapport de la
salubrité publique et privée.

AVIS AU PEUPLE
SUR LE CHOLÉRA ASIATIQUE
ET LA FIÈVRE TYPHOIDE.

MÉMOIRES
sur

L'HYSTÉRIE, L'ÉPILEPSIE, LA COLIQUE HÉPATIQUE
ET L'ICTÈRE.

RECHERCHE

Sur les différents systèmes qui ont existé en médecine depuis Hippocrate
jusqu'à Paracelse, considérés sous le rapport
de l'influence qu'ils ont exercée sur la pratique médicale.

Sèvres. — Imp. de M. Cerf.

www.ingramcontent.com/pod-product-compliance
Lightning Source LLC
Chambersburg PA
CBHW070520200326
41519CB00013B/2862